Alice Spangenberg

Besser wird's – nur anders

Rediroma-Verlag

Bibliografische Information der Deutschen Nationalbibliothek:
Die Deutsche Nationalbibliothek verzeichnet diese Publikation
in der Deutschen Nationalbibliografie; detaillierte bibliografische
Daten sind im Internet über http://portal.dnb.de abrufbar.

ISBN 978-3-98527-664-6

www.rediroma-verlag.de
9,95 Euro (D)

Alice Spangenberg
Besser wird's – nur anders

Inhalt

Kurz zu mir

Ich wurde am 27.05.1963 in Essen geboren und mein Name ist Alice. Ich war das zweite Kind meiner Eltern und hatte eine Schwester namens Andrea. Andrea war anderthalb Jahre, als ich zur Welt kam. Meine Eltern freuten sich über meine Geburt. Sie wollten immer zwei Kinder haben und somit waren ihre Wünsche in Erfüllung gegangen. Mein Vater hatte sich wohl insgeheim einen Jungen gewünscht, er war trotzdem glücklich mit uns beiden. Bis zu meinem dritten Lebensjahr schien alles gut zu laufen. Dann wurde meine Mutter wieder schwanger. So, wie ich es von meiner Tante später erfuhr, war meine Mutter nicht glücklich über die dritte Schwangerschaft.

Ich kann mich an die Schwangerschaft meiner Mutter mit meiner jüngeren Schwester Anna nicht erinnern. Aber die Zeit nach der Geburt von Anna ist mir punktuell in Erinnerung. Und auch wie ich in dieser Familie groß und erwachsen wurde. Es waren ein Teil schöne Zeiten und ein großer Teil schlechte Zeiten, die mich stark geprägt haben und unter denen ich heute noch leide. Um besser damit abzuschließen, schreibe ich dieses Buch. Meine Erkrankung wurde erst später erkannt. Die Ursache dafür waren Dinge, die ich als Kind, Jugendliche und junge Erwachsene erlebt habe. Hinzu kam das soziale Umfeld.

Die Großfamilie

Wir gehörten mit drei Kindern schon zu einer Großfamilie. Die meisten Familien in dieser Zeit hatten maximal zwei Kinder. Wir lebten in einer Dreizimmerwohnung mit Küche und Bad. Das Kinderzimmer war nicht besonders groß aber es reichte.

Als Anna geboren wurde und meine Mutter aus dem Krankenhaus kam, sah sie glücklich aus. An die erste Zeit mit Anna kann ich mich nicht mehr erinnern. Woran ich mich erinnern kann, ist, dass Andrea und ich uns wohl gestritten hatten. Worum es da ging, kann auch nicht sagen. Ich vermute mal, dass es um Spielzeug ging. Wir wurden von unserem Vater aufgefordert, den Streit zu beenden, sonst würde er uns bestrafen. Die Streiterei zwischen meiner Schwester und mir ging weiter. Plötzlich kam unser Vater mit einem Stock ins Zimmer und schlug uns damit auf das Gesäß. Ich empfand diesen Schmerz als brennend und auch meiner Schwester Andrea kullerten die Tränen. Wir waren sechs und vier Jahre alt. Das war ein Erlebnis, das bei uns Spuren hinterließ. Nach ein paar Tagen schien die Welt für uns wieder in Ordnung zu sein.

Mein Vater war Polizist und hatte Wechseldienste. Meine Mutter war Hausfrau und immer für uns Kinder da. Andrea und ich hatten viele Spielkameraden, die in unserer Straße wohnten. Wir hielten uns viel draußen auf und spielen vor der Haustüre oder auf dem Hof. Das war eine schöne Zeit mit unseren Freunden. Als wir an einem Regentag nicht raus konnten und im Zimmer spielten, stritten Andrea und ich um Legobausteine. Meine Mutter kam und forderte uns auf, sofort leise zu sein, da unsere kleine Schwester einen Mittagschlaf hielt. Doch der Streit zwischen Andrea und mir ging weiter. Kurz darauf kam mein Vater mit einem Stock ins Zimmer. Wir mussten uns auf die Liege legen und er schlug mit dem Stock auf unseren Po. Es war seine Art, uns zu bestrafen, wenn wir den Aufforderungen nicht nachkamen.

Es waren höllische Schmerzen. Mein Vater sagte nur, dass auch er es als Kind bei Ungehorsam mit dem Gürtel oder dem Stockeisen bekommen hatte und das nicht schaden würde. Es war auch nicht das letzte Mal. Ich war sehr unglücklich und traurig und zog mich in eine Nische im Kinderzimmer zurück.

Nein, das war für mich ein schlimmes Erlebnis. Jetzt schon das zweite Mal, dass mir so wehgetan wurde. Ich verstand es nicht, war sehr unglücklich darüber und wollte weg von den Eltern. Für mich war es ein Gefühl, nicht willkommen zu sein. Meine Schwester Andrea versuchte sich bei meinen Eltern einzuschmeicheln und sich sehr lieb zu verhalten, damit sie ihr nicht mehr böse sind. Ich nahm meinen kleinen Puppenkoffer und legte ein Unterhemd, Unterhose und Strümpfe hinein und wollte einfach nur weg. Am liebsten zur Oma, da hatte ich jemanden, die mich verstand und der ich alles erzählen konnte. Noch Tage später dachte ich an diese Art von Bestrafung und hatte Angst, dass es wieder passieren könnte. Ich verhielt mich ruhig. Andrea wurde auch stiller. Wenn wir bei den Mahlzeiten am Tisch saßen, war die Stimmung gut und man unterhielt sich. Ich versuchte, solche unschönen und schmerzhaften Vorkommnisse zu vergessen und wieder in den Alltag zurückzufinden. Mein Vater nahm Andrea und mich oft mit, wenn er etwas erledigen musste und um unsere Mutter zu entlasten. Auch beim Hundespaziergang waren wir oft dabei. Es war schön beim Spaziergang mit unserem Vater und unserem Hund. Wir spielten dabei Verstecken und unser Hund musste uns suchen.

Andrea und ich haben es geliebt. Das waren schöne Momente. Meine Mutter kümmerte sich um Anna, die ja noch sehr klein war. Andrea ging in die erste Klasse und ich in den Kindergarten. Mittags wurde zusammen gegessen, danach war ich meistens mit meinen Freunden draußen spielen. Andrea machte ihre Hausaufgaben und kam später nach.

So verging die Zeit und für mich war das Schönste, mit meinen Freunden zusammen zu sein. Wenn wir vom Spielen nach Hause kamen, waren wir müde, gut aufgelegt und sehr redselig. Was das Essen betraf, konnten wir Kinder nicht klagen. Meine Mutter kochte sehr gut und immer frisch. Was aber die Gerichte betraf, fanden sie nicht immer unseren Geschmack. Andrea mochte keine weißen Bohnen oder Möhrengemüse. Ich schüttelte mich vor Leber, süßen Milchspeisen und Gemüsesuppe. Wenn solche Gerichte auf dem Tisch kamen, war es immer mit Stress verbunden. Mein Vater erwartete von uns, das Gericht zu essen. Ich war immer kurz vor dem Erbrechen, aber mein Vater kannte kein Erbarmen. Es war einfach nur fürchterlich und schlimm. Ich kann mich an eine Situation im Urlaub erinnern, als es Gemüsesuppe gab und ich beim Essen merkte, wie diese Suppe beim Reinwürgen so langsam wieder hochkam. Mein Vater ermahnte mich streng, ich sollte mich zusammenreißen, sonst würde er den Stock holen. Ich hatte circa drei Löffel Suppe auf meinem Teller. Doch ich konnte nicht mehr und erbrach mich. Mein Vater stand auf um mir eine Ohrfeige zu geben. Doch er tat es dann doch nicht und forderte mich auf, das den Schweinen zu bringen.

Nein, das waren wirklich schlimme Momente und sie sind bis heute in meinem Kopf. Immer dieses Schlagen!

Annas Verschwinden

Mittlerweile wurde ich eingeschult und ging in die erste Klasse. Meine Freundin Heike wurde mit mir eingeschult und wir kamen in eine Klasse.

Das war toll für uns und natürlich saßen wir zusammen. Andrea war in der dritten Klasse und kam auch schulisch gut zurecht. Meine Mutter kontrollierte die Hausaufgaben und unterstützte uns, wenn wir Schwierigkeiten dabei hatten.

Danach konnten wir raus zum Spielen. Heike, eine Freundin von mir, und ich besuchten manchmal Frau Thiemann, die mit ihrem Mann in unserer Straße eine Kohlenhandlung betrieb. Sie freute sich immer über unseren Besuch. Selber hatte sie keine Kinder und das bedauerte sie sehr. Ich war immer fasziniert von Frau Thiemanns Haaren. Sie waren ganz kraus und knallrot. Tante Thiemann, so nannten wir Kinder sie, war eine pummelige Frau und trug immer eine Schürze. Wir Kinder fühlten uns bei ihr pudelwohl. Diese Frau hatte eine liebe und gütige Art. Sie war großzügig und spendabel.

Immer, wenn wir sie besuchten, gab sie Geld für Eis. Auch wenn wir Kummer und Sorgen hatten, hatte sie immer ein offenes Ohr für uns.

Eines Tages, es war Hochsommer, spielten wir Seilspringen vor der Haustüre. Meine Schwester Anna kam auch zu uns zum Spielen. Sie war zweieinhalb Jahre und spielte mit der gleichaltrigen Sandra von gegenüber. Andrea und ich sollten auf Anna aufpassen. Wir schauten nach Anna und sagten ihr, dass sie schön bei uns bleiben soll. Einige Freunde von uns kamen auf die Idee, Verstecken spielen, und schlugen es den anderen Spielkameraden vor. Alle Kinder waren sich einig und fortan wurde verstecken gespielt. Dann kam das, was ich nie vergessen werde. Als der Nachbarsjunge Dirk uns suchen musste, versteckten wir uns und achteten nicht mehr auf Anna, die vor der Haustür spielte. Als Dirk alle Kinder gefunden hatte, war Anna weg. Andrea und ich bekamen Angst und liefen sofort zur Mutter. Sie und mein Vater machten sich auf den Weg und suchten nach ihr. Wir waren voller Angst, dass Anna etwas zugestoßen war, und machten uns Vorwürfe. Keine zehn Minuten später war Anna wieder da. Sie war mit Nachbarskindern mitgegangen und spielte in einer Nebenstraße mit ihnen. Als wir Anna sahen, waren wir so erleichtert und drückten sie fest an uns. Dann kam mein Vater mit dem Stock und wir mussten uns über die Liege bücken, so dass er uns auf das Hinterteil schlagen konnte. Ich schrie nicht mehr, mir liefen nur Tränen und irgendwie habe ich nur noch still gebetet, dass es bald aufhört. Damals war ich sechs Jahre. Meine Schwester Andrea weinte leise und verkroch sich ins Bett.

Die folgenden Tage hielt ich Abstand von meinen Eltern. Auch Andrea war sehr still. Meine Mutter ließ alles geschehen und war bei dem Verprügeln nie dabei. Wo war sie? Warum hatte sie uns nicht beschützt? Ich war voller Angst und traute weder meiner Mutter noch meinem Vater. Ich fühlte mich nicht gut aufgehoben und flüchtete immer zu Freunden oder zur Oma. Wenn es meine Eltern erlaubten, durfte ich auch bei meiner Oma schlafen. Das war meine Fluchtinsel und dort wurde ich verwöhnt und mir wurde zugehört.

Oma schlichtete viele Unstimmigkeiten zwischen mir und meinen Eltern und sprach mir gut zu. Das war der Grund warum ich von zu Hause nicht weglief. Meine jüngere Schwester Anna bekam davon nichts mit. Sie war klein und unsere Mutter schenkte ihr ihre ganze Aufmerksamkeit. Andrea war nur auf unsere Mutter fixiert und hielt sich auch viel in ihrer Nähe auf. Vor unserem Vater hatte Andrea Respekt, wenn es nicht schon Angst war.

Die Halsentzündung

Nach einem Schwimmbadaufenthalt kam ich mit Andrea gegen 18:00 Uhr nach Hause. Ich fühlte mich nicht gut und klagte über Halsschmerzen. Meine Mutter schaute in den Hals und sah, dass er sehr gerötet war. Sie wollte am nächsten Morgen noch mal in den Hals sehen, ob sich der Zustand verbessert oder verschlimmert hat.

Am nächsten Morgen ging es mir nicht besser. Diese Halsschmerzen waren sehr unangenehm und es tat weh. Ich wollte weder essen noch trinken, dazu bekam ich Fieber und ich fühlte mich schlapp. Meine Eltern fuhren mit mir zum Arzt. Die Ärztin verschrieb Medikamente und erklärte meinen Eltern, dass ich eine Mandelentzündung habe und es mit den Medikamenten in einer Woche wieder weg wäre. Zu Hause sollte ich im Bett die Krankheit auskurieren. Wir fuhren nach Hause und ich kam ins Bett. In den folgenden Tagen wurde es nicht besser. Das Fieber stieg permanent und meine Mutter machte Wadenwickel und Wechselbäder. Mein Fieber lag weiter zwischen 39,0 und 39,5 Grad, Temperatur konstant. Nach einer Woche gingen meine Eltern mit mir wieder zur Ärztin und schilderten, dass ich weiter hohes Fieber habe und es nicht runter gehe. Die Ärztin beruhigte meine Eltern und schrieb noch mal Medikamente auf. Nach dem Arztbesuch ging ich sofort wieder ins Bett. Mir ging es sehr schlecht. Meine Oma kam mich alle zwei Tage besuchen. Das tat mir gut, denn ich liebte meine Oma und zu ihr hatte ich ein sehr gutes Verhältnis. Sie machte sich Sorgen und sprach mit meiner Mutter, doch diese beruhigte meine Oma und versprach, sofort Bescheid zu sagen, wenn irgendetwas wäre.

Am zehnten Tag meiner Erkrankung waren meine Eltern zu einer großen Geburtstagsfeier in Wuppertal bei meinem Onkel eingeladen. Meine Eltern wollten nicht absagen und entschieden sich zu fahren. Sie zogen sich chic an und besprachen mit Andrea, dass sie sofort anrufen soll, wenn es mir schlechter geht. Sie fuhren los und hatten etwa eine Stunde Fahrzeit vor sich. Ich fieberte und meine Körpertemperatur stieg auf 41 Grad. Andrea war mit dieser Situation vollkommen überfordert und rief unsere Oma an. Sie kam schnell und kümmert sich um mich.

Dann rief sie bei dem Onkel an und bat die Eltern, sofort nach Hause zu kommen. Mir ging es immer schlechter und meine Oma saß an meinem Bett und streichelte meinen Kopf. Als meine Eltern dann kamen, hörte ich, dass meine Oma zu meinen Eltern nur sagte, das es mehr als unvernünftig sei, so ein krankes Kind alleine zu lassen und zu einem Geburtstag zu fahren. Sie war sehr wütend und ging.

Am nächsten Morgen brachten mich meine Eltern zu einem Hals-Nasen-Ohren-Arzt. Als er mich untersuchte, informierte er meine Eltern, dass ich sofort operieren werden musste, da ich einen Abszess hinter der linken Gaumenmandel habe, der jeden Moment aufbrechen konnte, und ich mich in Lebensgefahr befinde. Mein Vater rief die Leitstelle der Polizei an und erklärte ihnen, dass er seinen Spätdienst nicht antreten könne. Das war für den Vorgesetzten kein Problem und er zeigte Verständnis. Der HNO-Arzt gab meinem Vater zu verstehen, dass er nicht mehr lange warten könne und die Operation schnell eingeleitet werden müsse. Meine Mutter bat meinen Vater, bei der Operation dabei zu sein. Sie wartet mit Andrea und Anna im Wartezimmer.

Mein Vater nahm auf dem Behandlungsstuhl Platz und setzte mich auf seinen Schoß. Ich musste den Mund ganz weit aufmachen. Seitlich wurden Spangen eingesetzt und der HNO-Arzt bereitete alles vor, um den Eingriff vorzunehmen. Als erstes nahm er eine Spritze und spritzte mir oberhalb in den Gaumen. Ich schrie vor Schmerzen. Mein Vater hielt mich fest und versuchte mich zu beruhigen.

Der Arzt nahm ein Skalpell und schnitt die linke Gaumenmandel auf. Mein Vater nahm meinen Kopf über das Speibecken, damit der Eiter und das Blut aus dem Mund rausfließen konnten. Für mich war es die Hölle und ich war zu erschöpft, um dagegen zu halten. Als alles vorbei war, drückte mich mein Vater, gab mir einen Kuss und sagte: „Alice, das hast du ganz toll gemacht.“ Er bedankte sich bei dem Arzt, der dann noch sagte: „Es war allerhöchste Zeit, Ihr Kind hätte sterben können.“

Es war alles gut gegangen und meine Mutter war erleichtert, dass mein Vater es mit mir durchgestanden hatte. Wo war sie, als ich sie brauchte? Heute denke ich, dass sie vielleicht überfordert war, aber ich weiß es nicht.

Auch über die Jahre kann ich mich nur daran erinnern, dass mein Vater an meiner Seite war. Meine Mutter fokussierte sich auf Andrea und Anna. Für mich war da kein Platz. Wenn ich überhaupt in dieser Familie jemanden hatte, der mich bei Arztgängen oder anderen Angelegenheiten unterstützte, wo ich Hilfe benötigte, war es mein Vater. Das war schon irre und eigentlich „krank“. Er schlug mich, war mein Ansprechpartner in der Familie und begleitete mich, wo ich Hilfe benötigte. Von meiner Mutter habe ich kaum eine entsprechende Zuwendung bekommen.

Der Drill

Also habe ich aus diesem Grund mehr mit dem Vater gemacht. Doch seine Strenge, was Schule und den Sport betraf, war für mich nur schwer aushaltbar. Andrea und ich mussten immer gute Noten nach Hause bringen. Auch beim Sport mussten wir gute Leistungen erbringen, sonst hing der Haussegen schief. Wir beide waren im Schwimmverein bei der Polizei. Andrea war recht gut und schnell beim Schwimmen. Auch das das Springen vom Sprungbrett, ob drei Meter, fünf Meter oder zehn Meter beherrschte sie und machte ihr Spaß. Ich fand schwimmen nicht schlecht, konnte es aber auch nicht zu meinen Lieblingsportarten zählen. Ich war mehr für turnen bzw. Leichtathletik.

Eines Tages fuhr uns Vater zum Schwimmtraining zu unserem Verein. Mein Vater musste noch etwas erledigen, setzte uns ab und besprach mit uns, dass er uns nach dem Training und abholen werde.

Andrea und ich gingen zur Umkleide, zogen uns um und gingen ins Schwimmbad. Da Andrea und ich aufgrund des Alters in verschiedenen Gruppen waren, ging Andrea zu ihre Gruppe die sich am Sprungbecken trafen. Ich ging zu meiner Gruppe ins Nichtschwimmerbecken. Ein Trainer informierte meine Gruppe, dass unser Trainer erkrankt sei und wir ein paar Übungen, die er uns zeigte, trainieren sollten. Wir machten unsere Trainingsaufgaben. Als wir damit fertig waren, hatten wir noch ein wenig Zeit bis zum Trainingsende und spielten im Wasser. Als das Training beendet war, gingen wir in die Umkleide und zogen uns um. Andrea und ich wurden vom Vater am Eingang empfangen.

Kaum am Auto angekommen, legte mein Vater los. Ich wurde ausgeschimpft, dass ich keine Bahnen geschwommen sei, und Andrea bekam eine Rückmeldung von unserem Vater, dass sie, was die Schwimmzeit anbelangte, nachließ. Die ganze Zeit im Auto war eine gespannte Atmosphäre. Ich dachte nur im Stillen, hoffentlich gibt es zu Hause keine Strafe.

Beim Abendbrot kam dieses Thema noch mal auf den Tisch. Meine Mutter hörte sich das an und meinte, dass Andrea auch mal einen schlechten Tag haben könnte. Mein Vater war nicht gut gelaunt, er wählte aber nichts mehr.

Zwei Tage danach fuhr mein Vater mit Andrea und mir ins Freibad. Wir mussten Bahnen schwimmen. Ich zehn und Andrea fünfzehn Bahnen. Danach ging Andrea zum Sprungbecken, sprang vom Dreimeter- und Fünfmeterbrett. Ich glaube, das hat sie gerne gemacht. Ich habe diese Art vom Schwimmen nicht gerne gemacht und durch meine Höhenangst konnte ich nur vom dem Einmeterbrett springen. Durch diese Strenge, die mein Vater an den Tag legte, was Hobbys, Schule oder Freizeitgestaltung betraf, war es für mich ein Gräuel. Er war ein absoluter Patriarch und was er toll fand, mussten wir auch toll finden. Ich habe es so gehasst und Andrea hat sich untergeordnet und hat alles über sich ergehen lassen, nur zum Gefallen der Eltern. Ich war so unglücklich und konnte mich gegen diese Macht nicht wehren. Immer „gute Miene zum bösen Spiel", es war einfach nur schlimm.

Bei den Strafen, die vom Vater erteilt wurden, war ich diejenige, die am meisten davon abbekommen hat. Es war ein Breitband von: Schlagen mit dem Stock, schlagen ins Gesicht mit der Hand, zwei bis vier Wochen Hausarrest oder auch schreiben, wenn ich etwas gemacht hatte, 50-, 100- oder 200 mal, dass ich z.B. nicht ungehorsam etc. sein darf.

Der Umzug

Meine Eltern kauften ein Haus in Mülheim an der Ruhr. Als das Haus bezugsfertig war, zogen wir dort ein. Ich war acht Jahre und besuchte die dritte Klasse. Andrea hatte gerade die Grundschule beendet und ging auf die Hauptschule. Anna war vier Jahre und ging in Mülheim in den Kindergarten. Andrea kam auf eine Hauptschule in Mülheim, was für sie nicht so schlimm war, da sie erst zum Sommer gewechselt und noch keine neuen Bekanntschaften geknüpft hatte. Ich wechselte in einer anderen Grundschule der dritten Klasse. Mein Problem war, dass diese neue Grundschule Mengenlehre in Mathematik hatte und ich Mengenlehre nicht kannte. Meine Eltern konnten mir nur bedingt helfen. Aber diese Grundschule war bei uns in nächster Nähe. Für mich war es kein guter Start nach dem Wechsel in die neue Grundschule. Ich war eine Schülerin, die eigentlich gerne zur Schule ging, und meine Leistungen waren normal, aber dieser für mich fremde Mathematikstoff machte mir das Leben schwer. Die Klassenlehrerin war auch speziell und gehörte nicht unbedingt zu meinen besten Freundinnen. Frau Hetmann, so hieß diese Lehrerin, hatte eine Art an sich, dich ich als Kind abstoßend fand. Ihre zynischen und unterschwelligen Bemerkungen vor der Klasse waren unverschämt. Sie äffte mich gerne nach, wenn ich ihr mitteilte, dass ich den Mathematikstoff oder auch Sachkunde nicht kannte, da ich es in der Grundschule vor dem Umzug nicht hatte. Sie stellte sich vor der Klasse hin und sprach meine Worte in der Sprache eines Kindes nach. Ich wurde rot und sagte nichts mehr. Auch zu Hause erzählte ich nichts.

In den folgenden Wochen wurde es nicht besser. Ich nahm kaum am Unterricht teil, die Hausaufgaben gerade in Mathematik machten mir Probleme, die Klassenlehrerin war mehr als unsympathisch und diese Frau hatte ich in fast allen Fächern. Ich ließ alles geschehen und erzählte keinem etwas. Zu Hause hätte ich nur Ärger bekommen.

Meine Schwester Andrea hatte es besser angetroffen. Die Klassenlehrerin war nett und auch die Mitschüler waren freundlich. Anna hatte gar keine Probleme im Kindergarten, da ihre Kindergartengruppe gerade neu gebildet worden war. Sie war Feuer und Flamme, zum Kindergarten zu gehen.

Meine Eltern hatten noch jede Menge mit dem Haus zu tun und kaum noch Zeit. Morgens wurde Anna von einer Nonne, die im Kindergarten arbeitete, abgeholt und mitgenommen. Das war eine große Erleichterung für meine Mutter. Wir Kinder konnten uns gut beschäftigen und lernten Kinder in der Nachbarschaft näher kennen, die auch erst neu zugezogen waren. Das verbündete und man verabredete sich nach der Schule. Ich freundete mich mit einem Mädchen an, das genauso alt war wie ich und drei Häuser weiter wohnte. Sahra war ein Einzelkind und immer gut aufgelegt. Ich war gerne mit ihr zusammen und auch ihre Eltern waren mir gegenüber sehr freundlich. So entstand eine dicke Freundschaft zwischen Sahra und mir. Die Häuser in unserer Straße wurden so nach und nach von den Eigentümern mit ihrer Familie bezogen. Es war eine nette Nachbarschaft und fast alle hatten Kinder. So lebten wir uns nach und nach in das neue Wohnumfeld ein.

Aber ich entfernte mich immer mehr von meiner eigenen Familie. Andrea und ich hatten in der Freizeit verschiedene Freunde und Anna spielte mit ihren Freunden. Sahra hatte viele Hobbys und war nachmittags nicht immer zu Hause. Manchmal trafen wir uns alle und spielten zusammen Völkerball, Verstecken oder auch Brennball. Da verging die Zeit immer schnell und machte Spaß. Die Familienabende fanden wieder vermehrt statt. Man saß in der Küche, spielte Karten oder Mensch ärgere dich nicht. Mein Vater hatte immer richtig Freude, wenn wir so zusammensaßen. Er erzählte viel von früher, über seine Streiche, die er mit seinen beiden Brüdern ausgeheckt hatte. Wenn seine Mutter dahinterkam, gab es Prügel, auch mit dem Stockeisen. Mein Vater lachte, bis ihm die Tränen kamen. Ich fand es nicht so witzig. Am schlimmsten fand ich diese Prügel, von denen er erzählte. Diese Abende schätzte mein Vater sehr.

Meine Mutter erzählte auch viel von ihrer Kindheit und dass sie nicht geschlagen wurde. Sie wuchs mit zwei Geschwistern auf wobei sie die jüngste war. Gerne erzählte meine Mutter über ihre guten Schulnoten und dass sie fleißig und talentiert war. Ja, meine Mutter war auch eine fleißige Frau, die alles gut organisieren konnte, und ihre Kochkünste waren hervorragend. Wenn dann bei Feiern und Festen die von ihr selbst gemachten Salate, Braten und Buffets hoch gelobt wurden, war sie sehr stolz. In der Handarbeit war sie sehr flink und nähte Kleidung für uns. Gestrickt wurde natürlich auch. Schön waren die Sachen anzusehen, aber gekratzt haben sie und wir wollten diese „Kratzpullover" nicht anziehen. Da wurde nicht nachgefragt und wir mussten diese Sachen anziehen, aber nur Andrea und ich.

So ging die Zeit ins Land und meine Noten in der Schule verschlechterten sich. Als meine Eltern von dem Elternsprechtag kamen wurde kurz darüber gesprochen und ich wurde aufgefordert, mehr für die Schule zu tun, ansonsten gab es Hausarrest. Diese Drohungen kamen bei mir gar nicht mehr an und ich reagierte im Stillen nur noch mit der Einstellung: Ihr könnt mich mal. So oft ich konnte, hielt ich mich draußen oder bei Freunden auf. Mich reizte nichts zu Hause außer der Fernseher. Da konnte ich es den ganzen Tag aushalten, mich von den Serien berieseln lassen und dabei träumen. Ja, ich hatte viel Hausarrest und Fernsehverbot in dieser Zeit. Ich machte meine Hausaufgaben und versuchte mich am Unterricht zu beteiligen.

Meine Noten wurden etwas besser, doch ich wurde nicht glücklicher. Eines Tages kam ich nach Hause und musste einen Aufsatz mit dem Thema „olympische Spiele" schreiben. Meine Mutter besprach mit mir, dass ich diesen Aufsatz erst vorschreiben soll und dann meinen Eltern vorlege bevor, ich ihn ins Hausaufgabenheft schreibe. Wie mit den Eltern besprochen schrieb ich diesen Aufsatz vor. Meine Eltern lasen das Vorgeschriebene, verbesserten das eine oder andere und meinten, dass ich jetzt diesen Aufsatz ins „Reine" schreiben könne, und waren mit dem Aufsatz sehr zufrieden.

Nach zwei Wochen kündigte unsere Klassenlehrerin Frau Hetmann an, dass wir am folgenden Tag als Deutscharbeit einen Aufsatz schreiben und dass es dabei um die Olympischen Spiele ging. Ich setzte mich nach der Schule hin und lernte den Aufsatz den ich als Hausaufgabe geschrieben hatte, auswendig. Am nächsten Tag ging ich zur Schule und schrieb den Aufsatz genauso, wie ich ihn als Hausaufgabe geschrieben hatte. Vier Tage später bekamen wir die Deutscharbeit wieder.

Frau Hetmann verteilte die Arbeitshefte mit Bemerkungen, mal freundlich, mal nicht zu freundlich. Dann kam sie zu mir mit meiner Arbeit und meinte: „Tja Alice, dein Aufsatz ist ein Ausreichend.“ Sie stellte sich wieder vor der Klasse hin und las den Aufsatz vor und gestikulierte dabei und lachte mir ins Gesicht. Ich starrte dieses Monster von Lehrerin an und sagte nichts. Auf dem Weg nach Hause weinte ich und war so hilflos. Meine Oma wohnte zu weit weg und ich hatte Angst, dass ich zu Hause wieder Ärger bekam. Zu Hause angekommen merkte meine Mutter sofort, dass irgendetwas passiert war. Ich zeigte ihr den Aufsatz und ging nach oben ins Zimmer. Als mein Vater von der Arbeit nach Hause kam, erzählte meiner Mutter ihm, was geschehen war. Ich bekam keine Strafe, es wurde still darüber hinweg gegangen. Heute verstehe ich diese Reaktion. Der Aufsatz war von meinen Eltern verbessert worden und letztendlich wurde ihr Aufsatz zensiert, den sie für gut befunden hatten.

Ich wollte nicht mehr zu dieser Schule und vor allem nicht diese Frau Hetmann als Klassenlehrerin. Mein Gott, habe ich diese Frau gehasst.

Ein paar Tage später wurde ich krank. Meine körperliche Befindlichkeit war sehr schlecht und ich hatte wieder Halsschmerzen. Meine Mutter sah die geröteten Gaumenmandeln und meinte, ich sollte in die Schule gehen. Ich ging in die Schule und versuchte durchzuhalten aber ich hatte solche Kopf,- und Halsschmerzen und wurde nach der dritten Stunde von der Kunstlehrerin Frau Eckstein nach Hause geschickt. Ich wurde von meiner Mutter sofort in Bett gebracht.

Am nächsten Tag ging ich zum Hausarzt und wurde untersucht. Die Ärztin stellte eine Angina fest und verschrieb etwas zum Gurgeln und Tabletten für das Fieber. Ich verbrachte die folgenden Tage im Bett. Essen und trinken wollte ich nicht. Meine Mutter gab mir Eis zum Lutschen, aber auch das nahm ich nur bedingt zu mir. Am Sonntagmorgen war mein Fieber so hoch, dass meine Mutter sehr unruhig wurde und den Bereitschaftsarzt anrief. Sie bat ihn, einen Hausbesuch zu machen, und der Arzt versprach, vorbeizukommen. Als er am Mittag noch nicht da war, rief mein Vater den Arzt noch einmal an und verlangte, dass er in der nächsten Stunde kommen sollte, da es mir sehr schlecht ging. Dann kam er endlich und untersuchte mich. Er verschrieb mir Antibiotikum, Fieberzäpfchen und Halstabletten. Er verordnete weiterhin strenge Bettruhe, da der Hals stark vereitert war und solche Erkrankungen zu Herzschäden führen können. Ich lag vierzehn Tage im Bett, erholte mich langsam davon und ging auch wieder schweren Herzens zur Schule. Mir graute schon vor Frau Hetmann, aber ich hatte keine Wahl und musste es bis zum Wechsel auf einer anderen Schule aushalten. Im letzten Halbjahr der vierten Klasse überlegten meine Eltern, welche Schule in Betracht kam. Ich wollte so gerne auf die Gesamtschule zu meinen Cousinen und sagte es auch meinen Eltern. Sie wollten sich Gedanken machen und den Elternsprechtag abwarten.

Vom Regen in die Traufe

Mein Wunsch, in die Gesamtschule gehen zu dürfen, wurde nicht erfüllt. Meine Eltern entschieden, dass ich zum Gymnasium ging und meine Schwester Andrea auch zum Gymnasium wechseln sollte. Meine Klassenlehrerin empfahl für mich die Realschule.

Wir beide gingen in das gleiche Mädchengymnasium, auch meine Freundin Sahra ging dort hin. Wir waren nicht in der gleichen Klasse, was wir beide sehr gerne wollten, doch meine Eltern taten mir den Gefallen nicht. Ich hatte eine Klassenlehrerin, die einen netten Eindruck machte. Die Mitschülerinnen in meiner Klasse waren ganz nett, einige fanden schnell zusammen. Ich hatte keinen engeren Kontakt zu ihnen. Man unterhielt sich mal und ging gemeinsam zur Straßenbahnhaltestelle, aber das war es auch schon. Ich fühlte mich nicht wohl auf dieser Schule und tat mich schwer, mich einzufinden. Auch Englisch als Lehrfach lag mir nicht, ähnlich wie Mathematik. Ich hatte schlechte Noten und meine Eltern erhöhten den Druck. Nachhilfe in Mathematik und Englisch kam für sie nicht in Frage. Andrea hatte auch ihre Probleme mit dem Lernstoff. Meine Noten waren keine Vorzeigenoten, trotzdem kam ich in die sechste Klasse.

Eines Tages wurden meine Eltern zu einer Sprechstunde von meiner Klassenlehrerin bestellt. Als ich nach Hause kam, gab es ein Gespräch. Meine Eltern wurden von der Klassenlehrerin gebeten einen Psychologen mit mir aufzusuchen, da sie den Eindruck hatte, ich wäre unkonzentriert und abwesend. Mein Vater forderte mich auf, mehr Interesse im Unterricht zu zeigen und mich zusammenzureißen. Ich ging nach der Moralpredigt in mein Zimmer und starrte vor mich hin, es war, als wenn ich gar nichts mehr fühlte. Nein, ich hatte kein schlechtes Gewissen meinen Eltern gegenüber und mir war es egal, was passierte. Ich wollte einfach nur in Ruhe gelassen werden. Das Verhältnis zu meinen Eltern war sehr angespannt und ich empfand nur noch Wut und Zorn meinen Eltern gegenüber.

Liebe, Geborgenheit fühlte ich nicht und ich war nur verzweifelt. Der Termin beim Psychologen stand und ich musste mich mehreren Tests unterziehen. Als diese Testergebnisse vorlagen, wurden meine Eltern zu einem Besprechungstermin von der Psychologin eingeladen. Ich erfuhr erst als Erwachsene von diesem psychiatrischen Gutachten. Angeblich war alles in Ordnung laut meiner Eltern. Nur die Ärztin fragte meine Eltern, ob ich mich zu Hause zurückziehe. Meine Eltern erzählten den Arztbesuch bei einer Geburtstagsfeier, wo die ganze Verwandtschaft da war, und amüsierten sich darüber. „Unsere Alice, die am lautesten von unseren Kindern war." Wie lustig, hahaha!

Ende des sechstens Klasse wechselte ich vom Gymnasium zur Hauptschule. Andreas Noten waren auch so schlecht, dass sie wieder auf die Hauptschule zurückging. Zum Glück kam sie wieder in ihre alte Klasse, wo sie sich auch wohl gefühlt hatte. Später wurde mir von meinen Eltern vorgehalten, dass ich dafür verantwortlich war, dass Andrea auch das Gymnasium verlassen musste, weil ich mich auf dieser Schule nicht gut gezeigt habe. Was das auch immer heißen mag, ich hörte nicht mehr hin. Meine neue Klasse war nett und auch die Klassenlehrerin war sehr freundlich. Ich freundete mich mit drei Mädchen an, die den gleichen Schulweg hatten, und auch die Pausen in der Schule wurden gemeinsam verbracht. Zu meinem Bedauern gingen zwei der Mädchen ab der sieben Klasse auf die Aufbaurealschule. Wir, die übrig Gebliebenen, hatten ein freundschaftliches Verhältnis, aber ganz verschiedene Interessen. Unseren Schulweg gingen wir noch gemeinsam aber in unserer Freizeit trafen wir uns nicht. Im Laufe der Zeit freundete ich mich mit anderen Mitschülerinnen an, mit denen ich mich auch außerhalb der Schule traf. Meine Eltern waren entsetzt. Scheidungskinder und dann auch noch Geschwisterkinder von anderen Männern, das ging doch wirklich nicht! Und es dauerte nicht lange und ich bekam wieder Hausarrest und Verbote über Verbote mit der Aussage, ich soll mich mit vernünftigen Gleichaltrigen treffen. Ich fühlte mich allerdings in diesen Familien wohl. Dort gab es keinen, der immer etwas an jemandem auszusetzen hatte, und es war eine Harmonie untereinander. Natürlich wurde auch gestritten aber die Eltern wurden nicht so handgreiflich wie mein Vater. Ich lebte auf und wurde so akzeptiert, wie ich war. Man war immer zu Spaßen aufgelegt und auch die Hilfsbereitschaft untereinander fand ich einfach toll. Was wäre das schön, wenn ich in so eine Familie aufwachsen würde, dachte ich. Ich malte es mir in meinen Wachträumen aus. Doch es gab auch nicht so schöne Dinge, die ich erst viel später erkannte. Birgit, mit der ich in eine Klasse ging und auch die meiste Freizeit verbrachte, hatte einen älteren und einen jüngeren Bruder. Ihre Mutter war alleinerziehend. Zu ihrem Vater hatte sie keinen Kontakt, da er die Mutter öfters verprügelt und sich aus diesem Grund von der gesamten Familie fernzuhalten hatte. Das Gericht hatte es so entschieden. Darüber war ich sehr erschrocken. Also auch Gewalt, nur in einer anderen Form. Doch es kam noch schlimmer.

Birgit wollte nach der Schule in die Stadt fahren und sich einen Bikini und eine Jeans kaufen. Wir gingen ins Kaufhaus zu den Jeans und Birgit suchte sich einige Jeans aus und ging in die Umkleide. Nach kurzer Zeit kam sie der Umkleidekabine raus und bemerkte beiläufig mir gegenüber, dass sie nichts Passendes gefunden hatte. Sie hängte eilig die Kleidung wieder zurück und drängte mich zum Ausgang. Draußen steckten wir uns eine Zigarette an und sie erzählte lachend, dass sie eine Jeans geklaut hatte und einen Bikini. Ich konnte es erst gar nicht glauben und schaute sie fassungslos an. Birgit sah mein entsetztes Gesicht und meinte nur, ich soll mich nicht so anstellen sie würde keinem damit schaden. An diesem Abend als ich zu Hause war, dachte ich lange über diese Aktion nach und hatte weiß Gott kein gutes Bauchgefühl. Natürlich erzählte ich nichts zu Hause. Mit der Zeit merkte ich, dass es wohl bei mehreren Schulfreunden an der Tagesordnung war zu stehlen. Ich machte bei dem Diebstahl nicht mit und wurde von den Schulkameraden als Feigling „Schisser" bezeichnet. Meine Freizeit verbrachte ich von nun an im Jugendheim, nahm dort an Gruppenangeboten teil und traf mich auch mit Jugendlichen meines Alters. Diese Jugendlichen waren meinen Eltern auch nicht recht und ich hörte mir fast täglich an, ob ich denn nicht mal Freundschaften mit „normalen Kinder“ knüpfen könne, die nicht aus „asozialen Verhältnissen“ kamen. Im Stillen dachte ich mir, ihr beide seid doch auch asozial. Wer verprügelt seine Kinder so wie mein Vater und welche Mutter toleriert das. Die können doch auch nicht normal im Kopf sein.

Meine Revolution

In der Altersphase von zwölf bis sechzehn Jahren veränderte ich mich sehr. Ich würgte mein Essen auf der Toilette aus, um meine Figur zu halten, fing an zu rauchen. Andrea und ich hatten kaum noch gemeinsame Interessen und jeder ging seinen Weg. Nein, ich war nicht bereit, alles zu schlucken wie meine Schwester Andrea, die alles tat, um den Eltern zu gefallen. Durch die Enttäuschungen darüber, dass meine Mutter mich immer vor Familienangehörigen als problematisch und schwierig darstellte, entfernte ich mich immer mehr von ihr. Kein Vertrauen und auch kein inniges warmes Gefühl hatte ich zu meiner Mutter und das hat sich nie wieder verändert. Die Schwester meiner Mutter hieß Gerda und hatte einen Sohn Namens Klaus. Mein Cousin war sechs Jahre älter als ich und ein Einzelkind. An einem Wochenende teilten uns unseren Eltern mit, dass unser Cousin Klaus bei uns übernachten werde. Da wir Mädchen ein gemeinsames Zimmer hatten, sollte Anna für diese Nacht bei den Eltern im Bett schlafen und Andrea, ich und Klaus in unserem Kinderzimmer. Zu fortgeschrittener Stunde sollten wir uns bettfertig machen. Anna schlief schon und Andrea war noch auf einer Geburtstagsfeier und wurde von meinem Vater abgeholt. Meine Mutter stand in der Küche und bereitete einen Kuchen vor. Ich war im Schlafanzug und lag in meinem Bett. Klaus lag in Annas Bett und las in dem Buch von Hans Hass über die Tiefsee. Es war ein Buch über die Tiere, die im Meer lebten und zusätzlich konnte man Klebebilder, die man käuflich erwarb, in diesem Buch einkleben. Ich las „Tim und Struppi“. Plötzlich schlug mein Cousin mir vor: „Alice, sollen wir zusammen in dem Buch von Hans Hass lesen? Komm zu mir, ich lese die erste Seite vor und du die nächste.“

Ich war einverstanden und legte mich zu ihm ins Bett. Klaus hielt das Buch und lag hinter mir. Ich lag auf der linken Seite vor ihn. Mein Cousin hielt mit der rechten Hand das Buch, umarmte mich dabei und rutschte ganz nah an mich heran. Das kam mir komisch vor und es war auch unangenehm, ich sagte aber nichts. Während er vorlas, sagte er: „Du musst stillliegen damit ich lesen kann. In dem Moment merkte ich etwas, was sich komisch und zugleich unangenehm anfühlte. Ich griff dort hin und hatte den steifen Penis von meinem Cousin in der Hand.

Angewidert und dem Brechen nahe verließ ich sofort das Bett und verschanzte mich in meinem Bett. Zum Glück kam dann Andrea von dem Geburtstag und wir waren nicht mehr alleine. Es war ekelhaft und später auf der Toilette musste ich mich übergeben. Meinen Körper schrubbte ich regerecht ab und schüttelte mich dabei. Klaus sagte nichts und tat so als wenn nichts gewesen wäre.

Am nächsten Tag beim Frühstück war ich sehr still und konnte nichts essen, der Vorabend hing mir ordentlich nach. Als wir im Zimmer aufräumten und unsere Betten machten, kam mein Cousin ins Zimmer, machte einen auf „cool“ und sprach mich an, was denn gestern Abend mit mir los gewesen wäre, ihm einfach in seine „Eier zu packen.“ Klaus gab mir zu verstehen, dass ich schuld an diesem Vorfall war, und tat so, als wäre er ein Opfer. Ich war geschockt, angeekelt und schämte mich. Ich war verstört und wusste nicht was ich machen sollte, und schwieg. Das würde mir doch keiner glauben und meine Oma liebte ihren Enkel Klaus, da konnte ich auch nicht mein Herz ausschütten. Keinem konnte ich mein Erlebnis erzählen ich fühlte mich hilflos und meine Eltern ließen sowieso kein gutes Haar an mir. Ich verkroch mich zu unserem Hund in die Hundehütte und weinte.

Dieses Erlebnis wollte ich soll schnell wie möglich hinter mir lassen und suchte ganz bewusst bei Besuchen, wo mein Cousin zugegen war, einen Sitzplatz aus, der weit von ihm entfernt war. Da diese Besuche nicht oft waren, konnte ich es besser verdrängen.

Mit der Zeit wurde ich meinen Eltern gegenüber streitsüchtiger und sagte, was mir nicht gefiel. Natürlich hielten meine Eltern dagegen und spielten ihre Macht auch aus. Sie gaben mir Hausarrest, wenn ich geraucht hatte, bei schlechten Schulnoten wurde der Kontakt zu meinen Freunden untersagt.

Schminken durfte ich mich nicht und als ich es dann doch mal gemacht hatte, nahm mein Vater Waschbenzin und schminkte mich damit ab. Meine Gesichtshaut war feuerrot und brannte wie Feuer. Meine Mutter stand daneben und schaute zu. Ich zeigte keine Reaktion und fing an, in meinem Tagebuch meine Gefühle und Empfindungen zu diesen Situationen zu beschreiben. Irgendwann fand meine Mutter dieses Buch und erzählte mir, dass sie das Buch zufällig auf meinem Schreibtisch gefunden und es auch gelesen hatte. Ich schüttelte nur den Kopf, schaute sie an und machte eine abfällige Bemerkung. Sie machte sich lustig darüber und erzählte es natürlich meinem Vater.

Als ich eines Abends alleine war, saß ich so an meinem Schreibtisch und bereitete etwas für den Kunstunterricht vor. Es war etwas mit Wolle und Pappe und ich sollte daraus etwas gestalten. Ich überlegte krampfhaft, was ich für eine Skulptur entwerfen wollte, und hatte die Schere in der Hand. Auf einmal, ich weiß nicht wieso, fing ich an, mir mit der Schere die Handgelenke von innen anzuritzen. Mir tat es nicht wehr und ich hatte das Gefühl, gar nicht in meinem Körper zu sein. Als ich dann von der Haustüre eine Stimme hörte, war ich auf einmal wieder bei mir und sah, dass ich mir die Pulsader an der linken Hand dabei war aufzuschlitzen. Irgendetwas hielt mich davon, weiter an meinem Handgelenk zu ritzen. Auf jeden Fall hörte ich damit auf, ging ins Bett und stellte mich schlafend. In den darauffolgenden Tagen zog ich nur langärmlige Pullover an, denn keiner sollte etwas davon mitbekommen, was ich da gemacht hatte. Es ging keinen etwas an und es würden sowieso nur dumme Sprüche kommen. Ein paar Tage später, als ich nach dem Essen das Geschirr wegspülte, sah mein Vater zufällig die die verkrustete Stelle an meinem Handgelenk. Er stelle mich zur Rede, was das denn wieder für eine Dummheit von mir sei. Dann bemerkte er: „Alice, wenn du dir die Pulsadern aufschlitzen willst, dann mache das längst und nicht quer, denn wenn du sie quer öffnest, kann man dich noch retten."

Ich schämte mich, dass mein Vater es gesehen hatte, aber was er darauf sagte, störte mich nicht. Insgeheim dachte ich mir, wenn ich mehr Mut, habe werde ich es wieder versuchen. Ihr werdet es dann sowieso nicht mitbekommen. Ich war es alles so leid und empfand keine Freude mehr.

Die aggressive Phase

Ich ließ keinen mehr an mich heran. Ich ließ mir nichts mehr gefallen und wehrte mich gegen Gewalt und auch wenn man sich lustig über mich machte. Das artete auch schon mal so aus, dass ich mich prügelte. Glücklich war ich nicht, wenn ich mich prügelte, und ich schämte mich auch dafür. Aber ich war innerlich so verzweifelt und voller Wut, dass ich mich nicht mehr unter Kontrolle hatte. Ich setzte mich nur gegen Menschen zur Wehr gesetzt, die mich beleidigt oder verletzt hatten oder verprügeln wollten. Trotzdem ist das als Gegenwehr nicht sehr klug und auch keine Lösung. Denn ich war da nicht besser als mein Vater. In dieser Zeit veränderte ich auch mein Aussehen. Ich schminkte mich mit schwarzem Lippenstift und die Augen wurden auch mit einem Lidstrich geschminkt. Ich fühlte mich zur einer Gruppe Jugendlicher stark hingezogen, es waren „Punker". Die Jugendlichen waren auffällig gekleidet und hatten spezielle Frisuren mit vielen Farben, die natürlich in der Gesellschaft auffielen, und entsprechend wurden sie von den Mitbürgern ausgegrenzt. Viele Menschen zeigten ihre Abneigung und beschimpften die Punker. Ich fühlte mich als Punker wohl und konnte mit meinem Outfit darstellen, dass die „spießige Gesellschaft" mit ihren Normen und Werten für mich keine Vorbilder war. In dieser Zeit, als ich als Punker unterwegs war, fühlte ich mich das erste Mal richtig zugehörig und verstanden. Natürlich fanden wir uns in der Gruppe stark und amüsierten uns über diese entsetzten Gesichter. Aber eins haben wir nicht gemacht. Wir haben keinen Menschen irgendetwas zu Leide getan. Meine Aggression war nicht nur gegen die Eltern, auch meine Schwestern waren betroffen. In einem Urlaub wurde ich von meinen Eltern bei einem Spaziergang mit Gefrotzel traktiert wie: „Hast du wieder eine gute Laune, man sieht es dir an. Lach doch mal dann siehst du viel besser aus." Nach einer Zeit mit diesen und ähnlichen Äußerungen stiegen meine Geschwister mit ein und fingen an, sich lustig zu machen.

Dann geriet ich so in Wut, dass ich meine jüngere Schwester griff und sie auf den Boden warf. Mein Vater reagierte sofort und zog mich über seine Hüften auf den Boden. Ich stand wortlos auf und hörte gar nicht, was meine Eltern mir sagten. Es war mir so egal. Mit der Zeit wurde ich ruhiger und war nicht mehr so aggressiv, doch das Verhältnis zu meinen Eltern war weiterhin schlecht. Meine Lieblingsband waren natürlich die „Toten Hosen". Auch wenn es bei manchen auf Unverständnis stieß, war es für mich eine Zeit der Befreiung. Normale Gespräche zwischen meinen Eltern und mir fanden nicht mehr statt. Keine netten Worte, keine Unterhaltungen und körperlichen Kontakt wie eine Umarmung oder einen Kuss verweigerte ich. Ich machte zu. Gerade was meine Mutter betraf, hatte ich keine Empfindungen mehr für sie. Es war wie ausradiert. Es war wie eine Mauer zwischen uns. Meinem Vater versuchte ich aus dem Weg zu gehen, da ich keinen Moralpredigten mehr hören konnte. Bei den gemeinsamen Mahlzeiten saß ich wohl mit allen am Tisch beteiligte mich aber nicht an den Gesprächen. In der Verwandtschaft war ich auch nicht gut angesehen, da meine Eltern allen erzählten was ich für ein schlimmes Kind war.

Was die Verwandtschaft betraf, störte es mich nicht im Geringsten, was sie von mir dachten. Die einzige Person, die für mich wichtig war, war meine Oma, die Mutter meiner Mutter. Als meine Oma starb, verlor ich eine enge Freundin und trauerte lange um sie.

Die schönen und lustigen Momente

Tatsächlich gab es auch schöne und lustige Momente in dieser Familie. Eins war, als wir zusammen auf der Terrasse mit den Eltern Sauerkirschen entsteint hatten, in dem ganzen Eifer, den wir an den Tag legten, wobei wir nicht merkten, dass wir beim Entsteinen der Kirschen mit dem Kirschsaft so viel rumspritzen, dass es über den ganzen Körper zu sehen war. Mein Vater hatte sogar auf seiner Glatze entsprechende Spuren. Als wir uns alle ansahen, mussten wir so lachen, dass wir uns kaum noch einkriegen konnten. Die gesamte Familie ging nach und nach zum Duschen oder Baden.

Das Einkaufen in der Stadt war für uns Kinder eher langweilig. Wenn neue Kleidung, Schuhe oder Schulmaterial angeschafft werden musste, mussten wir Kinder dabei sein wegen der Anprobe. Meine Mutter suchte für uns die Kleidung und schickte uns mit der Garderobe in die Umkleide. Mein Vater spielte mit uns Kinder, die nichts anprobieren mussten, zwischen den Kleiderständern Verstecken. Das machte richtig Spaß und wir konnten nicht genug davon bekommen. Meine Mutter fand das nicht so toll, ließ uns aber gewähren. So war der Stadtbummel, der immer mit einem Eis essen endete, für uns Kinder ganz nett. Ich kann mich an einer Situation erinnern die meiner Mutter sehr unangenehm war. Sie wollte mir einen Sport BH kaufen und begab sich mit meinem Vater in die Unterwäschen Abteilung. Da ich in der Schule war konnte ich nicht mit. Meine Mutter suchte eine Verkäuferin, um mir einen BH zu kaufen. Endlich hatte sie eine Verkäuferin gefunden und mein Vater ging mit. Dann kam die Frage von der Verkäuferin, was denn für ein BH gewünscht wird. Meine Mutter erklärte es ihr und dass es mein erster BH ist. Die Verkäuferin ging los und holte verschiedene Modelle. Dann wurde besprochen, was mir wohl am besten gefallen würde. Mein Vater war damit etwas überfordert und überließ meiner Mutter die Entscheidung. Als sich dann meine Mutter für ein Modell entschied, kam die Frage von der Verkäuferin: „Welche Größe soll es denn sein?“

Meine Mutter sah meinen Vater an und murmelte: „Ja, was nehmen wir für eine Größe?“ Dann kam meines Vaters Einsatz und er antwortete: „Ja so eine kleine Hand voll!“

Meine Mutter sah ihn an und dann die Verkäuferin, die mit dieser Größe nun wirklich nichts anfangen konnte. Letztendlich haben meine Mutter und sie sich für eine Größe entschieden. Nach diesem Einkauf beschloss meine Mutter zukünftig so etwas alleine zu erledigen. Zu Hause erzählte mein Vater uns Kindern die Geschichte, was sich zugetragen hatte, und verstand nicht, warum es seiner Frau so unangenehm war. Andrea und ich lachten und waren auch der Meinung, dass er sich zukünftig bei solchen Einkäufen raushalten sollte.

Unsere Urlaube in Bayern waren für die gesamte Familie eine schöne Zeit. Wir wohnten auf einem Bauernhof, wo meine Mutter mit ihren Geschwistern und ihrer Mutter damals unterkamen, als sie in der Kriegszeit evakuiert wurden. Wir halfen beim Melken mit, brachten die Kühe auf die Weide und unterstützten beim „Heuen“. Meine Eltern unternahmen einiges alleine, so dass wir auf dem Hof bleiben konnten. Wir Kinder genossen das und fühlten uns frei.

Daran denke gerne zurück und ich freute mich schon auf den nächsten Urlaub auf dem Bauernhof.

Eine sehr besinnliche und harmonische Zeit war Weihnachten bei uns zu Hause. Meine Mutter bereitete das Essen vor, wir stellten mit unserem Vater den Weihnachtsbaum auf und schmückten ihn zusammen mit unseren Eltern. Die Krippe wurde nur von unserem Vater aufgestellt, darin ging er richtig auf. Die Stimmung über die Weihnachtszeit war entspannt und ohne ein böses Wort. Meistens war meine Oma Heiligabend bei uns und ich genoss es, sie in meiner Nähe zu haben. Manchmal dachte ich, warum kann das denn nicht immer so sein. Schade!

Auch manche Spielabende waren sehr harmonisch und lustig. Doch wenn mein Vater dann Themen ansprach wie, dass es nicht schlimm sei, auch mal eine Ohrfeige oder den Hintern versohlt zu bekommen, da hörte bei mir die Harmonie auf und ich wollte dann auch nicht mehr mitspielen.

An einem Spieleabend, ich war ungefähr 16 Jahre, sprachen meine Eltern darüber, was wir, als wir klein waren, so alles gemacht haben, worüber die Eltern schon lachen mussten. Ganz beiläufig fragte meine Mutter mich, ob ich mich daran erinnern kann, dass ich zum „großen und kleinen Geschäft" aufs Töpfchen ging und mich dabei verletzt hatte. Wie ich erfuhr, war es ein Dammriss und ich muss auch ziemlich geschrien haben. So, wie mir erzählt wurde, wäre ich auf diesen Zapfen gefallen und wollte auch nicht mehr aufs Töpfchen. Ich konnte mich nicht daran erinnern und meine Mutter ging auch nicht näher darauf ein.

Mein Körper

Auch ein großes Problem für mich war mein Körper und es begleitete mich, seitdem ich in der Pubertät war. Ich fand meinen Körper nicht schön und lehnte ihn ab. Am schlimmsten empfand ich meine Brust und meinen Intimbereich. An beiden Brüsten hatte ich als Brustwarzen sogenannte „Schlupfwarzen". Es ist nichts Schlimmes, aber für eine Zwölfjährige etwas Anormales. Genauso war es mit meinem Genitalbereich. Die äußern Schamlippen waren kleiner als die inneren Schamlippen. Ich hielt es für eine Missbildung. Mit meiner Mutter konnte ich nicht darüber sprechen und mit meinem Vater, gerade was dieses Thema betraf, ging gar nicht für mich. Als ich (ich war 15 Jahre) dann noch eine kleine Warze in der Leiste bekam, versuchte ich meine Mutter darauf aufmerksam zu machen. Sie sah es sich an und sagte nur, dass es eine kleine Warze und nichts Schlimmes sei.

Sie merkte gar nicht, dass ich auch das mit den Schamlippen fürchterlich fand, und ging auch weiter darauf nicht ein. Dann nahm ich meinen Mut zusammen und machte einen Termin bei unserer Hausärztin, die aber auch Gynäkologin war. Als ich dort war, erzählte ich ihr, was mich belastete, und bat um eine Lösung. Sie untersuchte mich und entfernte die kleine Warze. Mein Wunsch, die Schamlippen zu verkleinern, lehnte sie mit der Erklärung ab: „Das ist die Natur und ich mache keine Pharaonische Beschneidung." Da sie aus Persien stammte, war sie gegen diesen operativen Eingriff. Auch bei den Brustwarzen konnte sie mir nicht helfen. Ich flehte sie an, die Schamlippen wenigsten zu verkleinern, aber sie ließ sich nicht darauf ein. Ich fühlte mich als körperliches Monster und litt darunter. Wenn ich mit einem Freund intim wurde, war ich immer erleichtert, wenn es im Dunkeln oder Halbdunkeln stattfand. Und wenn ich ganz ehrlich bin, empfand ich Sex für mich nur als Notwendigkeit, um dem Partner zu gefallen, und nicht als schön oder erregend. Auch mache Praktiken im Sex waren für mich grenzwertig.

Leider waren meine damaligen Freunde, die ich mir aussuchte, Typen, die nicht unbedingt einfühlsam waren. Nein, es waren Typen, die eher so ausgelegt waren, dass es ihnen gut ging und teilweise grob, ja, auch brutal. Die Beziehungen waren nicht von großer Dauer.

Warum ich mir immer solche Männer ausgesucht habe, weiß ich nicht. Ich habe immer die Schuld bei mir gesucht, dass ich durch meine körperlichen „Missbildung“ kein Recht auf Zärtlichkeit und Rücksichtnahme habe. Wenn ich geschlagen wurde, wurde die Beziehung von mir beendet, hinterließ in mir Spuren und bestätigte meine Annahme, dass ich es nicht besser verdient habe. Oft dachte ich darüber nach, dass ich es nicht wert bin, dass es mir gut geht und ich Freude am Leben habe. In einer Beziehung war es so schlimm, dass einer meiner damaligen Freunde mich bedroht und geschlagen hat. Diese Erlebnisse machten mich mutlos und traurig. Wenn ich doch nur den Mut hätte, mich umzubringen. Ich möchte nicht mehr geschlagen, nicht ausgenutzt und für andere ein Blitzableiter sein, dachte ich. Trost fand ich in den Liedern von Udo Lindenberg. Ich kannte jede Platte von ihm und höre heute immer noch seine Lieder. Für mich war das Leben nicht schön, sondern ein Desaster. Ich wollte nicht mehr.

Dann noch dieser Körper. Ich hatte ein normales Körpergewicht, war schlank. Doch ich hatte ein schlechtes Bindegewebe und die Haut an meiner Taille war nicht so straff. Mit dreizehn Jahren reduzierte ich meine Nahrungsaufnahme und nahm mit Erfolg ab. Meinen Eltern fiel die Gewichtsabnahme nach mehreren Wochen auf und sie zwangen mich, mehr zu essen. Doch ich wollte nicht. Das ging so weit, dass sich ein Elternteil zum Essen neben mich setzte und ich unter Kontrolle die Nahrung aufnahm.

Wenn mein Beobachter nicht hinsah, spuckte ich das Essen in die Hand und beförderte es in meine Socken. Das Gewicht wurde von mir täglich kontrolliert und ich achtete weiterhin darauf abzunehmen. Meine Eltern gaben das Kontrollieren beim Essen auf und drohten mit künstlicher Ernährung. Diese Phase hielt bei mir ungefähr ein Jahr lang, dann beruhigte es sich und trat dann wieder auf, als ich meinen heutigen Ex-Mann kennenlernte. Und das hat sich nie verändert. Ich liebe mich und meinen Körper nicht.

Mein erster richtiger Freund

Meinen ersten richtigen Freund hatte ich mit sechzehn. Er war in einer Clique, die er mehr oder weniger anführte. Das imponierte mir und ich ließ mich auf ihn ein. Doch es war ein großer Fehler. Es stellte sich heraus, dass er gewalttätig war und keinem Streit aus dem Weg ging. Eddy gab mir auch zu verstehen, dass ich seine Freundin bin, die alles zu akzeptieren hatte.

Schnell war das verliebt sein bei mir erloschen. Ich hatte nur Angst vor ihm und traute mich nicht, Schluss zu machen, da er es nicht akzeptieren und mich auch nicht in Ruhe lassen würde. Eddy wurde immer gewalttätiger und er pöbelte Menschen an, die an ihm vorbeigingen und gar nichts machten. Es war schlimm und ich wollte ausbrechen aus diesem Wahnsinn. Die Situation wurde so extrem, dass er eines Abends zu Jugendlichen ging, die an einer Bushaltestelle auf den Bus warteten, und sich einen jungen Mann aus dieser Gruppe zur Brust nahm und ihm eine Kopfnuss verpasste. Ich war geschockt und versuchte ihn dort wegzuziehen. Doch es gelang mir nicht. Er packte mich und legte seine Hände um meinen Hals. Dann sah er mich zornig an und drohte: „Mach das nie wieder, sonst war es das für dich." Ich zitterte vor Angst und wollte nur weg. Da ich zu einer bestimmten Uhrzeit zu Hause sein musste, nahm ich den nächsten Bus. Eddy ließ von mir ab und ich konnte nach Hause fahren. Ich wollte diesen Menschen nicht mehr sehen und ekelte mich richtig vor ihm. Wenn da nicht diese große Angst gewesen wäre. Ich kam aus dieser Spirale nicht raus.

Diese nächste Auseinandersetzung kam zeitnah danach. Der junge Mann, den er an der Bushaltestelle angegriffen hatte, lag im Krankenhaus auf der Intensivstation mit einer Schädelfraktur. Ich war fassungslos und Eddy lachte darüber. Ich musste aus dieser Beziehung raus und nahm allen Mut zusammen und sagte ihm, dass es aus ist. Dann kam er auf mich zu und trat mir in den Unterleib und würgte mich. Ich rief um Hilfe und er ließ von mir ab. Ich lief so schnell ich konnte weg, zwischendurch zog ich meine Pumps aus und lief auf den Strümpfen weiter.

Erst als ich mich sicher fühlte, legte ich eine Verschnaufpause ein. Mein ganzer Körper zitterte und ich musste mich setzen. Leute, die mich sahen, kamen und fragten, ob alles in Ordnung sei. Ich winkte ab und gab ihnen zu verstehen, dass ich alleine sein wollte. Die Tränen liefen mir die Wange herunter und ich konnte mich überhaupt nicht beruhigen. Als ich mich nach einer gewissen Zeit beruhigt hatte, fuhr ich mit dem Bus nach Hause. Keinem erzählte ich etwas und tat so, als wenn überhaupt nichts gewesen wäre. In der Nacht wurde ich von Albträumen geplagt und ich kam nicht zur Ruhe. Der nächste Morgen war auch nicht besser. Schweigend saß ich am Frühstückstisch und machte mich fertig zur Arbeit. Zu der Zeit machte ich ein Praktikum im Kindergarten und musste pünktlich dort sein. Als ich am Nachmittag nach Hause kam, sagte meine Mutter, dass der Bruder von Eddy angerufen hätte und dass ich mich zurückmelden solle. Der Bruder von Eddy hieß Karl und war zehn Jahre älter als Eddy. Er war aus erster Ehe und ganz anders als Eddy. Wir hatten eine gute vertraute Freundschaft und ich erzählte ihm auch von der Problematik zu Hause und der Gewalttätigkeit seines Bruders. So kam es, dass Karl Eddy und mich zu einer Feier mitnahm, um seinen Bruder unter Kontrolle zu halten und mit mir einen schönen Abend zu verbringen. Es war wirklich eine tolle Feier und ich lernte nette Menschen kennen. Zur vorgeschrittenen Stunde fuhren Karl, Eddy und ich zu Eddy nach Hause. Eddy war stark alkoholisiert und fing schon an, dumme Äußerungen über mich zu machen. Karl wies Eddy in die Schranken und mahnte, mich in Ruhe zu lassen, sonst würde er Probleme mit ihm bekommen. Wir stiegen aus dem Auto und Karl verabschiedete sich von mir mit einem Kuss auf die Wange. Dabei flüsterte er mir ins Ohr: „Wenn etwas ist, ruf mich an ich komme sofort." Ich drückte ihn und stieg aus dem Wagen. Eddy war schon ausgestiegen und auf dem Weg zur Haustüre. In der Wohnung wurde und er immer ungehaltener und griff plötzlich zu einem Messer und hielt es mir an die Kehle. Ich erstarrte und bewegte mich nicht. Eddy führt mich zum Sofa und forderte mich auf, mich hinzusetzen, was ich auch sofort tat. Ich hatte Todesangst. Wenn er jetzt zusticht, dachte ich, habe ich keine Chance. Ich sagte nichts und versuchte ruhig zu bleiben. Ich saß starr neben ihm und er stellte den Fernseher mit der Fernbedienung an. Das Messer hielt er weiterhin an meine Kehle und amüsierte sich darüber. Ich hatte nur Angst und wartete auf den Moment, wo ich aus dieser Situation raus konnte. Es vergingen ungefähr dreißig Minuten (sie kamen mir vor wie Stunden), da schlief Eddy ein. Ich wartete noch etwas und schlich mich aus der Wohnung. Vor der Haustüre fing ich an, um mein Leben zu rennen. Ich lief und lief bis ich auf der Hauptstraße ein Taxi sah und mit wedelnden Händen den Taxifahrer auf mich aufmerksam machte. Er hielt an und ich bat ihn, mich nach Hause zu fahren. Er fuhr und ich starrte nur nach vorne und bekam nicht mit, dass der Fahrer mich fragte, ob alles in Ordnung wäre. Ich sagte auf der ganzen Fahrt nichts.

Zu Hause angekommen, gab ich dem Taxifahrer zu verstehen, dass ich das Geld holen müsse. Er wartete. Ich weckte meine Mutter auf und bat sie, das Taxi zu bezahlen. Sie zog sich schnell einen Morgenmantel an, nahm ihr Portemonnaie und ging zum Taxifahrer, um zu bezahlen. Dann kam sie zurück und fragte mich, was los gewesen sei. Ich konnte nichts sagen, setzte mich auf den Boden und weinte. Sie setze sich dazu und nahm mich in den Arm. Als ich etwas zu Ruhe kam, machte meine Mutter mir den Vorschlag, erst mal ins Bett zu gehen und zu schlafen. Alles andere könne man am nächsten Tag besprechen. Ich ging ins Bett und versuchte zu schlafen, doch ich war so aufgewühlt und voller Angst, dass ich gar nicht zu Ruhe kam. Irgendwann bin ich eingeschlafen und ich wachte erst spät am nächsten Morgen auf. Meine Eltern hatten mich schlafen lassen.

Als ich in die Küche kam, saß meine Mutter am Tisch und begrüßte mich freundlich. Sie goss mir etwas zu trinken ein und fragte nach meinem Befinden. Ich schaute sie an und erzählte ihr, dass ich das Verhältnis zu Eddy beendet habe. Sie war sichtlich erleichtert und fragte auch nicht weiter. Das, was passiert war, erzählte ich keinem, viel zu tief war der Schock und diese Angst, die ich hatte. Ich war traumatisiert. Von Eddy hatte ich nichts mehr zu befürchten, da ich meine Ausbildung in Düsseldorf absolvierte und er nicht wusste, wo ich war. Doch diese fürchterliche Erfahrung machte mich zu einem ängstlichen, unsicheren Menschen.

Mein Verhältnis zu Männern

Ich hatte und habe bis heute ein gestörtes Verhältnis zu Männern. Ich war in meinen Wunschträumen immer davon überzeugt, dass ich einen Partner finde, der mir eine Stütze ist, ein guter Freund, ein toller Mann und der mit mir durch dick und dünn geht. In der Realität zeigte sich dieser Wunschmann nicht. Entweder waren die Männer, die ich kennenlernte, egoistisch und lebten von meinem Geld oder sie liebten nur sich selbst. Der größte Teil von diesen Männern waren Typen, die tolle Ideen hatten, was sie werden wollten oder welche Länder sie bereisen möchten, aber arbeiten war nicht unbedingt eine Lieblingsbeschäftigung für „die Herren“. Ich musste alles organisieren und regeln, was Ämter und auch Einkäufe zum Leben betraf.

Mit den Jahren musste ich für mich feststellen, dass die Männer in meinen Beziehungen immer eigentlich Menschen waren, die sich bedienen ließen und sich bedient haben. Sexuell sah ich mich immer als Animatorin und die, die immer aktiv und sich geil präsentieren musste, um die Männer bei Laune zu halten. „Zum kotzen!“ Nein, das war für mich nicht die Vorstellung, die ich von Sex hatte.

Die Männer, mit denen ich mich am besten unterhalten konnte und gerne zusammen war, waren homosexuelle Männer. Sie waren für mich angenehm, man konnte mit ihnen über alles sprechen und man konnte sich umarmen und drücken, ohne dass es falsch verstanden wurde. Sie waren angenehme Gesprächspartner und fast alle hatten einen guten Geschmack für Kleidung und Dekorationen. Man konnte sich fallen lassen und man wurde aufgefangen. Eine Psychologin meinte zu mir, dass diese Männer auch für mich „ungefährlich“ waren und ich aus diesem Grund deren Nähe gesucht habe.

Später, als ich in psychiatrischer Behandlung war, vermuteten einige Ärzte, die mich therapiert hatten, dass bei mir im Alter zwischen zwei und vier Jahren ein Übergriff stattgefunden hatte.

Ich kann mich nicht erinnern. Die Therapien beim Psychologen begleiteten mich bis heute.

Die Ausbildung zur Pflegekraft

Nach meiner Ausbildung als Pflegekraft nahm ich eine Arbeitsstelle im Landeskrankenhaus auf der „Akutpsychiatrie“ an. Ich wollte mich beruflich weiterentwickeln und auch nicht zurück ins Elternhaus. Auf der Station wurden Patienten in der Altersklasse ab 40 Jahre aufgenommen. Die Erkrankungen waren unterschiedlich. Auf dieser Station konnten 21 Patienten aufgenommen werden. Es waren Patienten mit Suchterkrankungen, Schizophrenie, Depressionen unterschiedlicher Art. Kurzum, es war eine interessante Arbeit und eine Betreuung der Patienten, die schon belastend war. Alle sechs Wochen hatte ich sieben Tage Nachdienst, eine Viertagewoche und ich fand mich sehr schnell ein. Tolle Kollegen und Ärzte. Zwei Wohnbereichsleitungen leiteten diese Station. Es war ein Mann und eine Frau, die für uns jederzeit erreichbar waren.

Nach circa vier Monaten wurde ich in das Arbeitswochenende der weiblichen Wohnbereichsleitung gesteckt, da dieses Wochenende unterbesetzt war. Der männliche Wohnbereichsleiter war damit nicht einverstanden und wollte mich in seiner Gruppe behalten. Letztendlich musste ich ins andere Wochenende. Die weibliche Wohnbereichsleitung hatte etwas gegen mich und ließ es auch mich spüren. Wie sagt man so schön, „die Chemie zwischen uns passte nicht“. Aber ich verhielt mich ihr gegenüber freundlich und die mir aufgetragenen Aufgaben wurden erledigt. Ihre Äußerungen waren teilweise diskriminierend und sie gab mir klar zu verstehen, dass ich nicht erwünscht war und meine Ausbildung für diese Station nicht ausreichte. Kollegen, die das mitbekamen, schüttelten nur den Kopf. Bei einer Teamsitzung kamen die Kollegen zusammen und stellten die weibliche Wohnbereichsleitung zur Rede, warum sie so mit mir umgeht. Sie wurde rot und sagte nur, dass sie sich nicht auf mich verlassen könnte, konnte aber nicht auf Situationen zurückgreifen, wo Aufgaben von mir nicht erledigt wurden. Ich dachte im Stillen, ich möchte mal irgendwo ankommen, wo ich eine Chance bekomme. Unter diesen Voraussetzungen war es für mich nicht einfach, mit ihr zu arbeiten. Doch meine Kollegen stärkten mir den Rücken und hielten zu mir.

Eines Tages erkrankte diese Wohnbereichsleitung an Lungenkrebs und starb kurze Zeit später daran. Ich bin nicht zur Beerdigung gegangen und habe mich freiwillig für den Dienst eingetragen. Ja, ich war erleichtert und auch froh, dass das Mobbing ein Ende hatte. Doch ich kam nicht zur Ruhe. Nachts wurde ich wach und sah sie vor mir. Tage später meinte ich, wenig Luft zu bekommen und bekam Angst, auch Krebs zu haben. Das Ganze steigerte sich so weit, dass ich nachts rumlief und sämtliche Verstorbenen bei mir sitzen hatte. Als ich kurz vor dem Durchdrehen war, rief ich zu Hause an und schilderte die Situation. Meine Eltern holten mich noch in der Nacht ab und nahmen mich mit nach Hause. Es war das erste Mal, dass meine Mutter sich nach hinten zu mir setzte, meinen Kopf auf ihren Schoß legte und mich streichelte. Mein Vater erkundigte sich für mich nach einer Arbeitsstelle in Essen und wurde fündig. Ich bewarb ich und konnte sofort dort anfangen mit meinem alten Arbeitgeber machte ich einen Auflösungsvertrag und zog wieder zu meinen Eltern. Was soll ich sagen, es ging natürlich nicht lange gut. Drei Jahre war ich von zu Hause weg und meine Eltern waren der Meinung, dass das gemeinsame Zusammenleben genauso weiterging wie vor meinem Auszug.

Meine Mutter hatte noch eine tolle Idee, die dann alles toppte. Da meine jüngere Schwester noch zu Hause wohnte und sie unser damaliges Kinderzimmer jetzt alleine hatte, war meine Mutter der Meinung, dass es auch so bleiben soll, und ich könne doch auf den Dachboden ziehen. Der Dachboden war weder isoliert noch konnte man dort ein Zimmer einrichten. Mein Vater war entschieden dagegen mit der Begründung, dass der Dachboden doch wohl kein Ort wäre, sich über eine gewisse Zeit dort aufzuhalten. Dieser Dachboden wurde zum Wäsche aufhängen benutzt.

Das ging ja schon gut los. Für mich war ganz schnell klar, dass ich mich so schnell wie möglich um eine Wohnung kümmern müsse, denn auf so etwas hatte ich überhaupt keine Lust. So fing ich erst mal bei der neuen Arbeitsstelle an, um dort Fuß zu fassen. Dann würde ich mich um eine Wohnung kümmern, so war gedanklich mein Plan.

Doch es kam anders als gedacht. Die neue Arbeitsstelle zeigte sich wirklich für mich als gute Wahl. Die Vorgesetzten und Kollegen waren nett. Die Arbeit machte Spaß und ich fand mich schnell in den Arbeitsprozess ein. Es war ein ganz anderes Arbeiten und ich blühte richtig auf. Mit einigen Kollegen freundete ich mich an und verbrachte auch viel Freizeit mit ihnen. Man verabredete sich in einem Café oder abends zum Essen. Es war eine wirklich tolle Zeit. Zu Hause war ich nur noch punktuell, was meine Eltern ärgerte. Sie wollten doch wieder ihre Kontrolle über mich haben. Doch da machte ich nicht mit. Zum Schlafen war ich mal hier und mal dort und sehr selten zu Hause. Eines Tages kam es zu einer großen Auseinandersetzung zwischen meinen Eltern und mir. Sie meinten, „so lange du deine Füße unter meinem Tisch stellst …!“.

Meine Antwort war: „Ich bin 20 Jahre und kann machen, was ich will, und ich werde mich um eine Wohnung kümmern, da es mit uns allen so nicht mehr weitergehen kann.“

Meine Eltern waren sprachlos und sagten nichts mehr. Irgendwann, ich hatte schon nach Wohnungen Ausschau gehalten, lernte ich auf einen Grillabend meinen späteren Mann kennen. Wir hielten uns viel bei ihm auf. Er hatte eine kleine Wohnung mit Küche und Bad. Ja, wir waren verliebt und wollten nur noch zusammenbleiben. Er war so anders als meine Ex-Freunde und ich war davon überzeugt, das große Glück gefunden zu haben. Die erste Zeit war wirklich, wirklich schön. Ich wurde eines Besseren belehrt. Leider!

Meine Ehe

1985 lernte ich meinen heutigen Ex-Mann kennen. Die Beziehung war erst harmonisch und er war mir gegenüber sehr aufmerksam. Das gefiel mir natürlich und ich fühlte mich geschmeichelt.

Manfred nahm mich mit zu seinen Eltern und stellte mich vor. Sie waren sympathisch und wir hatten anfangs ein harmonisches Verhältnis. Die Schwiegereltern sahen wir fast jeden zweiten Tag. Ich war der Meinung, dass sich die Besuche später reduzieren würden und es am Anfang eben so sei. Mein Mann war ein Einzelkind und der absolute Liebling seiner Mutter, die ihn von vorne bis hinten verwöhnte. Auch er war stark auf seine Mutter fixiert. Wir wohnten im gleichen Stadtteil nur ein paar Straßen auseinander. Wenn seine Eltern auf einen Sprung vorbeikamen, freute ich mich und ihre Besuche für mich waren in Ordnung. Das tägliche Telefonat, was mein Ex-Mann mit seiner Mutter führte, war für mich auch anfänglich nicht auffällig. Nach ca. einem halben Jahr zog der Alltag in unserer Beziehung ein.

Mein Ex-Mann trank gerne sein Bier und schaute gerne Fernsehen, besonders Fußball. Auch das war für mich noch akzeptabel, bis er mich einmal auf einer Feier mit Freunden stark alkoholisiert zur Seite nahm und mich bat, eine der weiblichen Gäste zu fragen, ob sie Strapse anhabe. Ich schaute ihn an und empfahl ihm, mit dem Trinken aufzuhören. Er konnte kaum noch stehen. Am nächsten Tag stellte ich ihn zur Rede, was das denn sollte und dass er sich doch zukünftig beim Trinken zurücknehmen müsse. Er versprach es und entschuldigte sich.

Ich fing wieder an, nicht zu essen und nahm entsprechend ab. Meine Esskultur veränderte sich zunehmend und es wurde ein Ritual daraus. Der Alkoholkonsum meines Ex-Mannes reduzierte sich erst einmal.

Unsere sexuelle Beziehung war, wie ich es kannte. Ich war diejenige, die aktiv werden musste, um ihn in Laune zu bringen. Er war eher passiv und bequem. Das alles tolerierte ich und war bemüht, ihm zu gefallen, da mein Körper auch nicht der schönste war.

Meine Eltern waren nicht besonders begeistert über ihn. Meine Mutter hatte an meinen Freunden immer etwas auszusetzen, darum legte ich auf ihre Meinung keinen Wert. Mein Vater zeigte sich eher neutral und gab sich auch ihm gegenüber immer freundlich.

Mein Ex-Mann war bei einer Firma als Industriekaufmann beschäftigt und war für den Einkauf verantwortlich. Als Kaufmann war er versiert und gut aufgestellt. Auch im privaten Bereich hatte er alles unter Kontrolle was unsere Finanzen zum Leben betraf. Handwerklich war er nicht gut aufgestellt und konnte nur das Nötigste selbst erledigen. Was Elektrik, Autos oder andere handwerkliche Angelegenheiten betraf, benötigten wir Hilfe. Das war kein Problem, da er viele Menschen kannte, die er fragen konnte. Er war intelligent und darauf bedacht, dass es ihm gut ging.

Eines Tages kam er nach Hause und teilte mir mit, dass er sich beruflich verändern wollte. Sein Vater war als Busfahrer bei der Stadt angestellt. Mein Ex-Mann wollte dort als Straßenbahnfahrer anfangen. Er wurde dort ausgebildet und danach eingestellt. Er war zufrieden und ging seiner Arbeit nach. Ich war in der Altenpflege beschäftigt und ging in meinem Beruf richtig auf.

Nach ein paar Monaten merkte ich eine leichte Veränderung bei meinem späteren Ehemann. Durch die Wechseldienste und Wochenenddienste, die er hatte, konnte er seine Freizeit nicht mehr so leben wie vorher. Das hieß auch, nicht mehr so viel feiern oder Treffen mit Freunden. Das passte ihm nicht. Damit war der eine oder andere Krankenschein sicher. Ich äußerte mich nicht dazu, fand allerdings seine Einstellung nicht in Ordnung.

Sein Alkoholgenuss war schon hart an der Grenze und ich sprach mit ihm, dass er darauf achten sollte, nicht so viel zu trinken. Dann ging es mal wieder eine Zeit und dann wurde es wieder schlimmer, ein Auf und ein Ab. Dazu kamen seine Launen und die cholerische Art, die mich nervten und mich nachdenklich machten.

Aber ich ließ es zu in der Hoffnung, dass es in der Zukunft besser wird. Es wurde aber nicht besser. Nach zwei Jahren Zusammensein heirateten wir. Ein nüchterner Heiratsantrag im Beisein von seinen Freunden. Ich sagte ja, ein großer Fehler. Dieses wurde natürlich mit viel Bier begossen. Ich weiß nicht, was mich dazu veranlasst hat, diese Ehe mit ihm einzugehen, da ich nie heiraten wollte.

Nun, jetzt waren wir verheiratet und wir zogen in eine größere Wohnung innerhalb des Stadtteils. Da die Schwiegereltern uns zu Fuß uns nicht mehr so gut erreichen konnten, waren ihre Besuche auch reduziert. Das tägliche Telefonieren mit seiner Mutter blieb nach wie vor. Nach zwei Jahren Ehe wurde ich schwanger und wir bekamen eine Tochter. Sie war für mich das allerschönste, was ich bisher erlebt hatte. Ich war überglücklich und war zuversichtlich, dass jetzt alles besser wird. Mein Ex-Mann war begeistert über die Geburt und sagte mir, dass seine Eltern sich auch sehr freuten. Als wir uns über die Zukunft mit unserem Kind unterhielten, kam von meinem Ex-Mann die Äußerung: „Und mein Vater kann das Kind ja dann sonntags morgens mit in die Wirtschaft zum Stammtisch nehmen."

Ich sah ihn an und sagte ganz klar: „Nein. Das mache ich nicht mit. Das ist unser Kind und nicht das Kind deiner Eltern."

Bei den Besuchen bei seinen Eltern war das Thema immer das Baby und was sie alles mit unserem Kind vorhatten. Als ich nach dem Krankenhausaufenthalt nach Hause kam, waren die ersten Tage mit dem Baby eine große Umstellung. Unser Wonneproppen schlief nicht durch, ich konnte ihr die Brust nicht geben und musste abpumpen. Mein Ex-Mann unterstützte mich nicht und stand in der Nacht auch nicht auf, um nach der Kleinen zu sehen. Ich fand schnell meinen Rhythmus und bekam alles gut geregelt, auch ohne Unterstützung. Mein Ex-Mann war mit allem schnell überfordert und reagierte mit dummen Bemerkungen oder verletzenden Worten. Wenn ich mich beim Reden wiederholte, sagte er zynisch, das habe ich doch schon mal gehört. Oder wenn mich meine Freunde besuchen wollten, kam nur die Antwort: „Ach, die

Ökoläppchen.“ Eine Stütze war er für mich nicht und auch kein empathischer Partner. Da ich aber in meinem Leben schon einiges erlebt hatte, stand ich meine Frau.

Als unsere Tochter zwei Wochen alt war, ging mein Ex-Mann auf eine Geburtstagsfeier von einem seiner Freunde. Früh morgens kam er nach Hause, ich hatte kein Auge zugemacht, volltrunken, und er konnte sich kaum auf den Beinen halten. Er ging ins Wohnzimmer und versuchte sich auszukleiden, dabei fiel er um und blieb so liegen. Ich zog ihn aus und ließ ihn auf den Boden liegen. Was für ein erbärmlicher Anblick und ich war von ihm angewidert. Ich nahm einen Fotoapparat und fotografierte ihn so, wie er dort lag. Er war eingekotet und bekam nichts mehr mit. Es war ein Moment, in dem einige Gefühle, die ich für diesen Menschen hatte, sofort erloschen.

Am nächsten Morgen kam es zu einer ernsten Aussprache. Ich stellte ihn vor der Wahl, das Trinken sofort einzuschränken oder ich würden ihn mit unserem Kind verlassen. Er war geschockt und versprach sich zu verändern.

Vier Wochen später kam uns ein befreundetes Ehepaar besuchen. Und wie es dann so ist, wurde etwas getrunken. Zu fortgeschrittener Stunde musste ich mal die Toilette aufsuchen und mein Ex-Mann wollte dem befreundeten Ehepaar das Kinderzimmer zeigen. Ihr Ehemann zeigte kein Interesse, mitzugehen. Als ich von der Toilette kam, hörte ich Stimmen und Gekicher aus unserem Schlafzimmer. Ich ging zum Schlafzimmer und öffnete die Zimmertüre. Die beiden standen eng umschlungen im dunklen Zimmer. Ich forderte beide auf, aus dem Zimmer herauszukommen. Sie gingen ins Wohnzimmer und diese Frau meinte: „Das war doch nur Spaß.“ Doch für mich war es kein Spaß, sondern bitterer Ernst. Ich sah meinem Ex-Mann an und empfand nur Ekel.

Es kam am nächsten Morgen zu einem großen Streit und ich war so weit, ihn zu verlassen. Ich nahm meine Tochter und den Kinderwagen und musste erst einmal aus dieser Wohnung, um einen klaren Gedanken zu bekommen. Ich hatte absolut keine

Gefühle mehr für ihn. Doch ich war finanziell von ihm abhängig, da ich in der Elternzeit war und ich mich nicht finanzieren konnte. Ich war trotzdem bereit, ihn zu verlassen. Als ich nach Hause kam, wollte ich ihm meinen Entschluss mitteilen. Ich kam ins Wohnzimmer, wo mein Ex-Mann auf dem Sofa saß und mit seinen Tränen kämpfte. Bevor ich überhaupt etwas sagen konnte, ergriff er das Wort und bat mich, ihm noch eine Chance zu geben. Er würde sich wirklich ändern und möchte, dass ich mit unserer Tochter bei ihm bleibe. Es war für mich eine Entscheidung die ich in diesem Moment mit dem Kopf machte, nicht mit dem Herz. Gefühle hatte ich nicht mehr für ihn, das war endgültig.

Mein Ex-Mann reduzierte seinen Alkoholkonsum auf null. Er trank nur noch alkoholfreies Bier. Meine Ansage hatte Früchte getragen und ich war erleichtert. Diese Vorfälle erzählte ich niemandem, aber sie belasteten mich und machten mich unglücklich. Alles, was mich in irgendeiner Form glücklich machte, war meine Tochter. Sie war alles für mich. Als Sara vier Monate alt war, wurde ich wieder schwanger. Ich war vor Glück aus dem Häuschen und freute mich. Die Beziehung zwischen mir und meinem Ex-Mann war freundschaftlicher Basis, nicht mehr. Warum ich überhaupt noch Sex mit meinem Ex hatte und dann noch mal schwanger wurde? Meine Ansicht war, diese Aufgabe als Ehefrau zu erfüllen. Ich wollte mir eigentlich die Spirale einsetzen lassen. Doch ich dachte, so schnell werde ich nicht schwanger, und ließ mir Zeit. Dann klappte es doch schneller als gedacht. Ja, ich wollte immer zwei Kinder und ich freute mich auf dieses Kind. Und es war für mich nicht relevant, wer der Vater war. Ich hatte mich mit der Situation als Ehepartner und Mutter abgefunden. Der Sex mit meinem Mann war eine Pflichterfüllung, nichts anderes. Die Schwangerschaft war für mich genauso schön wie es bei meiner Tochter war. Ich hatte eine ganz kleine Hoffnung, dass alles besser wird, nur eine Hoffnung. Ich arrangierte mich mit dem Zusammenleben mit ihm und wichtig war mir, dass es meiner Tochter sowie dem ungeborenen Kind gut ging. Alles andere war egal. Die Schwangerschaft war wie bei meiner Tochter ohne Komplikationen. Als ich im sechsten Monat war, zogen wir in einem anderen Stadtteil. Ich war erleichtert und froh, dass ich in der Nähe meiner älteren Schwester wohnte. Auch die Tante von meinem Ex-Mann wohnte in unserer Nähe. Auch das freute mich, da ich zu ihr eine freundschaftliche Beziehung hatte und sie immer da war, wenn ich Unterstützung oder Hilfe benötigte. Meine Schwester Andrea war auch schwanger mit dem zweiten Kind. Wir unternahmen viel und verstanden uns gut. Die Erstlingsausstattung wurde schwesterlich geteilt. Ich bekam ihren Kinderwagen und sie bekam einen Kinderwagen von der Nachbarin. Es war schön mit uns beiden Schwangeren und wir sahen uns mehrmals in der Woche. Mein Ex-Mann verhielt sich ruhig und sein Bierkonsum hielt sich in Grenzen. Natürlich trank er wieder normales Bier, aber ich hatte es im Blick.

Unser Sohn wurde am 24. Dezember geboren und ich musste die Weihnachtstage im Krankenhaus verbringen. Das war nicht schön für meine Tochter, aber wir haben das Beste daraus gemacht. Mein Sohn war für mich genauso ein großes Glück wie meine Tochter. Unsere Tochter war ganz vernarrt in ihren Bruder und war immer bei ihm. Ich habe sehr darauf geachtet, dass meine Tochter nicht zu kurz kam. Sie war ja auch noch klein mit einem Jahr.

Die weiteren Jahre in einer unglücklichen Beziehung

Unsere Ehe war für mich nur ein Aushalten, um den Kindern eine Familie zu bieten. Ich ging den unteren Weg und versuchte immer die Stimmung harmonisch zu halten. Ich gab mehr nach, wenn es um Möbel oder Urlaube ging. Bei Festen und Feiern fuhr ich und war froh, wenn der nächste Tag angebrochen war. Die cholerische Art meines Ex-Mannes und seine verbalen Beleidigungen waren schwer auszuhalten. In einem Urlaub kaufte er mir einen Ring und Armreif aus Seeopal. Als er mir den Schmuck schenkte, äußerte er sich: „Ich muss dich bei Laune halten, sonst ist der Urlaub versaut." Ich habe diesen Schmuck nie getragen.

Innerlich entfernte mich immer mehr von ihm. Seine Geschenke zu irgendeinem Anlass, entsprachen nicht meinem Geschmack oder es war etwas für die Wohnung oder den Haushalt. Aber es war mir egal, ich legte keinen Wert auf Geschenke von ihm.

Als mein Sohn zwei Jahre alt wurde, ging ich wieder als Zehnstundenkraft alle vierzehn Tage am Wochenende arbeiten. Die Dienste von mir wurden mit den Diensten von meinem Ex-Mann abgestimmt, so dass immer jemand für die Kinder da war. Da mein Mann ja sehr schnell an seine Grenzen kam, wurde er von seiner Tante tatkräftig unterstützt. Sie war schon eine tolle Frau und für unsere Kinder eine warmherzige Tante. Als unsere Kinder in den Kindergarten gingen, kam es auch vor, dass die Tante die beiden abholte. Sie ging in ihrer Rolle auf und verwöhnte unsere Kinder. So ging es die ganzen Jahre mit der Unterstützung von der Tante, unserer „Amme".

Meine Schwiegermutter versuchte unsere Kinder mit vielen Geschenken und Großzügigkeiten für sich zu gewinnen. Ihr Lächeln und ihre scheinheilige Freundlichkeit machten mich innerlich wütend und das wusste sie. Sie war schon speziell und mit Vorsicht zu genießen. Mit meinem Ex-Mann konnte ich nicht darüber sprechen, er hatte immer eine Entschuldigung oder eine Erklärung für das Verhalten seiner Mutter.

Natürlich war ich auch nicht ganz unschuldig an dem gespannten Verhältnis zu meinen Schwiegereltern. Mein Dickkopf und meine Erfahrungen mit Menschen leisteten ihren Anteil dazu, dass ich meiner Schwiegermutter nicht traute. Es wurde auch mit den Jahren nicht besser. Sie waren den Kindern gegenüber spendabel und großzügig und unterstützten, wo sie konnten. Doch ich war nicht käuflich, auch wenn dieses zusätzliche Geld schon guttat. So wie ich nur konnte, versuchte ich freundlich und respektvoll zu sein. Eine ganz große Herausforderung war es für mich, wenn bei Feiern seine und meine Familien aufeinandertrafen. Man ging nett und freundlich miteinander um und es wurde auch gelacht aber das war alles Theater. Man kann sich vorstellen, dass ich immer nach solchen Treffen sehr aufgewühlt war. Mein Gefühl zu solchen Festen war, dass jeder eine Rolle spielte und alles gekünstelt ablief. Die Kinder bekamen das so nicht mit und empfanden die Feste als schön.

Mein Ex-Mann gab auch blöde Kommentare von sich, wenn die Gäste weg waren, aber nur was meine Familie betraf. Er hatte auf der einen Seite ja Recht, was die Einstellung meiner Eltern zur Erziehung von Kindern war. Aber er versuchte auch damit, unsere Kinder für seine Eltern zu gewinnen. Ich hörte nicht mehr hin und ließ ihn reden. Die Besuche zu meinen Eltern waren reduziert und wenn mein Ex-Mann dabei, war es für mich sehr anstrengend. Ich versuchte krampfhaft, Themen anzusprechen, die nicht in große Diskussionen ausarteten. Meine Mutter hatte ein Talent, Dinge beim Namen zu nennen die teilweise sehr verletzend waren. Mir sagte sie mal, dass mein Sohn link wäre, ein schräger Vogel. Marc war damals vier Jahre alt und hatte von meiner Schwiegermutter etwas geschenkt bekommen, was meine Mutter beobachtet hatte. Aus diesem Grunde war sie davon überzeugt, dass mein Sohn käuflich wäre und sich deswegen mehr zu der Schwiegermutter hingezogen fühlte. Ich war drauf und dran, ihr zu antworten, dass das eher was mit ihrer Haltung dem Kind gegenüber zu tun hatte, aber ich sagte nichts und schüttelte nur den Kopf.

Als unser Sohn fünf Jahre alt wurde und wir seinen Geburtstag feiern wollten, luden wir die Verwandtschaft an Heiligabend zum Brunch ein. Das wurde sehr gut angenommen und alle waren begeistert, dass der Geburtstag unseres Sohnes in den folgenden Jahren immer mit einem Brunch gefeiert wurde. Und siehe da, alle hatten gute Laune und die Feier war ein Erfolg.

Diese Beziehung zwischen meinem Mann und mir, wenn man das überhaupt noch Beziehung nennen konnte, war weiterhin schlecht, aber bestand. Er erkrankte an Diabetes Typ 1.Wir rauften uns zusammen und machten das Beste daraus. Unsere Kinder nahmen die Erkrankung meines Ex-Mannes zur Kenntnis, aber machten sich keine Sorgen. Er lebte auch nicht unbedingt mit seiner Ernährung danach. Er musste Insulin spritzen, entsprechend mal mehr, mal weniger. Er machte auch keinen Sport oder bewegt sich entsprechend wenig. Manfred hatte immer irgendwelche Ausreden, wenn ich ihn zu einem Spaziergang einlud. Meine Kinder und ich unternahmen sehr viel auch ohne ihren Vater. Im Kindergarten arrangierte ich mich und half, wo es ging. Zu der Kindergartenleitung hatte ich ein freundschaftliches Verhältnis. Unsere Kinder genossen ihre Kindheit und sie wurden nicht geschlagen. Wenn es beim Streiten zu laut wurde und es ihrem Vater zu viel wurde, drohte er den Kindern mit den Worten: „Ich schlag euch mit den Köpfen gegen die Wand.“ Ich ging sofort dazwischen, schaute ihn an und sagte: „Solltest du versuchen die Kinder zu schlagen, werde ich sie schützen und dich sofort verlassen.“ Manfred sagte nichts mehr und ich passte auf sie auf.

Die Zeit mit den Kindern verging wie im Flug. Sara kam aus dem Kindergarten und wurde eingeschult. Kurz vor den Sommerferien ging ich mit meiner Tochter einen Schultornister kaufen. Sara hatte eine ganz klare Vorstellung und es musste auch dieser Tornister sein. Also fuhren wir los und nahmen eine Freundin mit ihrer Mutter mit. Wir kamen mit guter Laune und aufgeregten Kindern in das Geschäft. Die beiden Mädchen rannten sofort zu den Schultornistern und suchten nach dem, den sie sich vorgestellt hatten. Sara wurde fündig und kam mit ihrem Tornister zu mir. „Den möchte ich haben, Mama“, sagte sie. Er war schön, keine Frage, und Saras Augen strahlten. Ich wollte mit dem Tornister gerade zur Kasse gehen, da sah ich das Schild an dem Henkel des Schulranzens, dass er eine zweite Wahl war. Ich erkundigte mich bei der Verkäuferin, was das zu bedeuten hatte. Sie erklärte mir, dass diese Produkte Fehler haben und sie dieses Produkt nicht umtauschen kann. Ich sprach mit meiner Tochter und bat sie, noch mal zu schauen, ob da noch ein anderer von dieser Sorte sei, der fehlerfrei war. Doch sie fand keinen und wollte nur dieses Muster. Das war mir zu unsicher und ich tröstete meine Tochter und bat sie, noch mal woanders zu schauen. Die Freundin hatte ihren Tornister gefunden und strahlte. Meine Tochter war so enttäuscht, dass sie keinen Tornister mitnehmen konnte.

Zu Hause angekommen ging sie sofort in ihr Zimmer und weinte, dass es mir richtig leidtat. Als mein Ex-Mann von der Arbeit kam, erzählte meine Mutter ihm, was vorgefallen war. Sara rannte zu ihrem Vater und bat ihn, diesen Tornister zu kaufen. Kurz entschlossen sagte er zu mir: „Ich fahre jetzt mit Sara dort hin und schaue mir das an. Wenn ich nichts feststellen kann, wird der Tornister gekauft.“

Vater und Tochter fuhren zu dem Geschäft und kamen nach einer Stunde wieder zurück mit ihrem heiß geliebten Tornister. Ich empfing ein strahlendes Kind und einen zufriedenen Ex-Mann.

Die Einschulung war für Sara ein toller Tag und sie war so stolz auf ihren Tornister und ich hatte die passende Schultüte dazu besorgt. Das Kind war glücklich und die Welt war in Ordnung.

Die erste Weiterbildung

Ich bekam ein Angebot von meinem Arbeitgeber, eine Ausbildung zur Altentherapeutin zu machen, was finanziell übernommen wurde. Diese Ausbildung wollte ich gerne machen und besprach das mit meinem Ex-Mann. Er war überhaupt nicht damit einverstanden, da die Ausbildung 39 Stunden in der Woche betrug. Er machte mir Vorhaltungen wegen der Kinder, wie das denn gehen sollte, sie wären noch zu klein, alleine gelassen zu werden. Von ihm bräuchte ich nicht auf Unterstützung zu hoffen. Ich war enttäuscht und hatte mich schon fast damit abgefunden und wollte am nächsten Tag dem Arbeitgeber absagen.

Ich ging zum Kindergarten, um meine Kinder abzuholen, und traf die Kindergartenleitung, die mich ansprach, wie es mir ging. Ich erzählte ihr von dem Angebot des Arbeitgebers und dass ich es nicht annehmen könne. Sie hörte aufmerksam zu und machte mir einen Vorschlag: „Machen Sie Ihre Weiterbildung, ich unterstütze Sie. Ich spreche mit dem Bistum und frage nach, ob wir Sara als Gastkind über Mittag halten dürfen, und Ihr Sohn wird als Tageskind aufgenommen. So haben Sie Zeit, Ihre Kinder um 16:00 Uhr abzuholen."

Zuerst fragte ich meine Kinder, ob sie den ganzen Tag in den Kindergarten möchten. Beide Kinder hatten nichts dagegen und fanden die Idee in Ordnung. Auch meine Freundin Christa bot mir an, meinen Sohn nach dem Kindergarten mit zu ihr nach Hause zu nehmen. Ihr Sohn und mein Sohn waren eng befreundet. Unterstützung hatte ich, um diese Ausbildung zu machen, ohne Hilfe von meinem Ex-Mann. Abends sprach ich mit meinem Ex-Mann darüber, dass ich diese Weiterbildung gerne machen würde. Er war wütend und wollte Druck ausüben, indem er versuchte, mir ein schlechtes Gewissen einzureden. Ich sollte doch an die Kinder denken und er würde es auf keinen Fall unterstützen.

Wenn die Kinder aus welchen Gründen auch immer nicht in den Kindergarten konnten, musste ich dafür sorgen, dass beide unter

Aufsicht sind. Ich war bereit, dieses Risiko einzugehen, und entschied mich für die Ausbildung. Der Segen hing ein paar Tage bei uns schief. Aber es störte mich nicht.

Diese Weiterbildung ging ein Jahr mit Ganztagsschule und drei Praktika. Die Kinder machten mit und mussten auch nicht auf irgendetwas verzichten. Ein paar befreundete Mütter nahmen meine Kinder schon mal mit und ich holte sie dann dort ab. Mein Ex-Mann hielt Wort und kümmerte sich nicht im Geringsten um irgendetwas. Aber ich habe das Jahr gut bewältigt und mein Zertifikat bekommen. Meine Kinder freuten sich mit mir und ich feierte mit ihnen meine bestandene Prüfung.

Mein Ex-Mann zog sich an dem Prüfungstag einen Achillessehnenabriss zu und musste operiert werden. Er lag im Krankenhaus und ich feierte mit meinen Kindern die bestandene Prüfung. Für mich war diese Zeit der Ausbildung ein Anstoß, mich beruflich weiterzuentwickeln und unabhängig zu werden. Da ich als Altentherapeutin keine Anstellung fand, wechselte ich zum ambulanten Pflegedienst, um flexibler für die Kinder zu sein. Ich brachte sie zum Kindergarten und zur Schule und holte sie auch wieder ab. Auch in dieser Zeit organisierte ich alles und meinen Kindern ging es gut und sie mussten auf nichts verzichten.

Meine Kinder und die Schule

Mittlerweile hatte Sara die erste Klasse beendet und kam in die zweite Klasse. Ihr machte der Unterricht Spaß und sie war eine gute Schülerin. Marc wurde eingeschult und kam in eine Klasse, wo viele seiner Freunde aus dem Kindergarten auch waren. Er hatte einen Klassenlehrer, der bei den Kindern sehr beliebt war. Mein Sohn war begeistert und hatte auch keine Probleme im Unterricht. So durchliefen die beiden die Grundschule ohne Probleme.

Als Sara in der vierten Klasse war, kam die Frage auf, welche weiterführende Schule für sie in Frage kommt. Ihre Klassenlehrerin empfahl für Sara das Gymnasium. Unsere Tochter wollte gerne zum Mädchengymnasium gehen, was auch vom Schulweg gut zu erreichen war. So meldeten wir sie dann dort an. Wir zogen noch vor dem Schulwechsel in eine Eigentumswohnung, so dass der Schulweg für Sara zum Mädchengymnasium noch kürzer war. Unser Sohn ging in die vierte Klasse und wurde zur Schule gefahren. Einen Schulwechsel wollten wir nicht, da ich diesen noch bei mir in schlechter Erinnerung hatte. Marc sollte solche Erfahrungen nicht machen. Der Umzug fand in den Sommerferien statt und verlief reibungslos. Sara ging zum Gymnasium und hatte in kurzer Zeit viele Freundinnen gefunden. Da die Freundinnen auch in der Nähe wohnten, gingen die Mädchen zusammen zur Schule. Wir hatten viel Besuch der Freunde unserer Kinder. Mein Ex-Mann war nicht so begeistert, da er seine Ruhe haben wollte. Ich fand es toll und es war für unsere Kinder schön, dass sie ihre Freunde mitbringen konnten. Da ich das Mittagessen immer vorbereitet hatte, kam es öfter vor, dass Freunde auch zum Essen mitgebracht wurden. Die ersten Jahre waren für Sara auf dem Gymnasium ohne große Schwierigkeiten.

Ein Jahr später hatten wir den Schulwechsel mit unserem Sohn. Marc wollte eigentlich zur Realschule, wo sein Freund angemeldet war. Sein Klassenlehrer empfahl das Gymnasium, da Marc mit seinen Leistungen dort besser aufgehoben ist. Unser Sohn entschied sich für ein Gymnasium in der Nähe von der Schule unserer Tochter. Auch er fand recht schnell Freunde und die ersten Jahre waren bei ihm ohne Schwierigkeiten. Er war introvertiert und erzählte nicht so viel wie seine Schwester. Er setzte sich mit seinen Problemen viel alleine auseinander. Auch er brachte seine Freunde mit nach Hause und schien zufrieden zu sein. Wenn ich mich mit meinem Sohn unterhielt, erzählte er auch von seinen Erlebnissen und was ihm gefiel. Auch Wünsche sprach er an und für mich entwickelte sich Marc ganz normal.

Eine weitere Ausbildung

Nach drei Jahren im ambulanten Pflegedienst entschied ich mich nach intensivem Zureden meiner jüngeren Schwester, die dreijährige Ausbildung zur Altenpflegerin zu machen. Ich ging zu Agentur für Arbeit, um zu erfahren ob ich diese Ausbildung über das Arbeitsamt laufen lassen kann. Der Sachbearbeiter sah sich meine Unterlagen an und genehmigte diese Ausbildung. Er stellte mit mir einen Antrag aus und empfahl mir, dass ich mich um einen Schulplatz kümmern soll. Gesagt, getan! Ich bekam einen Schulplatz 20 Minuten Fußweg von unserer Wohnung und brauchte kein Auto.

Besser ging es gar nicht. Die Schulleitung begrüßte meine Entscheidung und bot mir sogar an, dass meine Kinder auch mal zur Pflegeschule kommen können, wenn etwas wäre. Nachdem ich alles so weit geregelt hatte, informierte ich meinen Ex-Mann. Mir war ja klar, wenn ich ihm das früher erzählt hätte, hätte er mir das ausreden wollen. Aber so hatte er kein Argument mehr. Die Kinder waren groß genug, ich war nicht auf ein Auto angewiesen, für die Kinder erreichbar und bekam ein Ausbildungsgeld, was einer Vollzeitkraft vom Verdienst her entsprach. Als er von mir erfuhr, was ich vorhatte, war er erbost. Ein paar Tage war die Stimmung zu Hause etwas gedrückt. Ich konnte gut damit umgehen und mein Entschluss stand fest.

Diese drei Jahre vergingen so schnell und ich lebte auf und hatte Spaß daran. Die Dozenten, die uns unterrichteten, waren bis auf zwei Lehrer gut aufgestellt und der Unterricht war lebendig. Diese drei Jahre haben mich zum Positiven verändert. Ich war selbstbewusster und fröhlicher geworden. Auf meinen sehr guten Abschluss war ich stolz.

Meine Kinder sind nicht zu kurz gekommen und waren auch mal mit im Unterricht. Das fanden die beiden toll. Der Arbeitgeber, bei dem ich als Fachkraft eingestellt wurde, bot mir die Zusatzausbildung als Palliativcare Fachkraft an. Ich nahm das Angebot an. Ich entwickelte mich beruflich weiter, während mein Ex-Mann das Sofa und den Fernseher bevorzugte.

Die Pubertät

Sara war ein temperamentvolles selbstbewusstes Mädchen und wusste ganz genau, was sie wollte oder auch nicht. Da ich mit meinem Körper so einige Probleme hatte, sprach ich mit ihr darüber und sagte ihr: „Wenn du irgendetwas auf dem Herzen hast, was dich belastet, sprich mit mir, wir werden das Problem gemeinsam angehen."

Sie lächelte mich an, nahm mich in den Arm, gab mir einen Kuss und sagte: „Mama, da kannst du dich drauf verlassen. Wenn ich etwas habe, komme ich zu dir. Bei mir ist alles in Ordnung und du brauchst dir keine Sorgen zu machen."

Ich war froh, dass sie mir vertraute und offen war für solche Gespräche. Bei Marc war das ein wenig anders. Er war ein Typ, mit dem ich das Gespräch suchen musste, und dann öffnete er sich. Wir hatten beide hatten mal eine Situation, wo er mich abends ansprach als er im Bett lag. Er nahm meine Hand und schaute mich angstvoll an. Ich fragte sofort: „Schatz, was ist los?" Er druckste erst herum und dann nahm er allen Mut zusammen und vertraute mir an, dass diese blaue Wandfarbe, die er sich so sehr gewünscht hatte, ihm unheimlich war. Marc war elf Jahre alt und ich beruhigte ihn, nahm ihn in den Arm und versprach, dass wir sein Zimmer umgehend streichen würden und er keine Angst zu haben brauche. Mein Ex-Mann besorgte sofort weiße Farbe und strich die Wand weiß. Marc war erleichtert und wurde ruhiger. Mein Ex-Mann sagte ihm, dass er nicht so lange warten solle, wenn er irgendetwas habe, was ihn bedrückte, sondern den Mund aufmachen soll. Dann können die Probleme schneller behoben werden. Er nickte und versprach, mit uns zu sprechen, wenn etwas wäre.

Marc kam oft nachts rüber zu uns ins Bett und schlief bei mir ein. Ich fragte ihn, ob er schlecht schläft, und er antwortete: Ja manchmal, dann hat er so komische Träume. Ich wollte gerne von ihm wissen, was das für Träume sind, aber er konnte es mir nicht erklären. Ich gab ihm zu verstehen, dass er mich jederzeit wecken kann, wenn er Angst hat, oder zu mir ins Bett kommen kann, wenn er sich dort sicherer fühlt.

Da fiel mir ein, dass ich auch eine gewisse Zeit immer zu meinen Eltern ins Bett gegangen bin. Es hörte so ab dem neunten Lebensjahr auf. Für mich war es nicht auffällig und ich hatte einen Blick darauf. So ist es mit Kindern, jeder ist anders.

Sara entwickelte sich zu einem Teenie und hatte auch ganz die Interessen eines Teenies. Jetzt kamen die Phasen des Schminkens, Disco und Jungen. Sie war 13 Jahre und wir ließen sie gewähren mit dem Hinweis, dass die Schule nicht zu kurz kommen dürfe. Die Mädchen wurden von einem Elternteil zur Disco gebracht und ein anderer Elternteil holte sie ab. Das war praktisch und die Kinder wurden sicher gebracht und abgeholt. Wir wollten nicht, dass unsere Kinder mit Bus und Bahn spät abends nach Hause kamen. Das war uns zu gefährlich und ich hatte sowieso immer Angst, dass etwas passieren könnte. Im Stillen dachte ich, was ich für eine tolle Zeit gehabt hätte, wenn meine Eltern so gewesen wären. Aus diesem Grund war ich als Mutter darauf bedacht, meinen Kindern einen gewissen Freiraum zu geben, und ich genoss es, wenn meine Tochter von ihren Erlebnissen berichtete und wir auch darüber gemeinsam lachen konnten.

Mein Ex-Mann liebte seine Kinder und war auch für sie da. Mein Sohn unternahm mehr mit seinem Vater, der ihn auch regelmäßig zum Fußball begleitete. Unsere Ehe war ein kollegiales und freundschaftliches Verhältnis, aber keine Liebesbeziehung. Ich fühlte mich einsam konnte es gut verdrängen, wenn ich mich auf unsere Kinder konzentrierte. Die schofeligen Bemerkungen von meinem Ex-Mann, wenn er schlecht gelaunt war oder mal wieder etwas zu viel getrunken hatte, waren wohl verletzend, aber ich nahm ihn nicht mehr ernst.

Die Schönheitsoperation

Bei mir stand ein Termin bei dem Gynäkologen an, die jährliche Vorsorgeuntersuchung, und ich wollte einen Besprechungstermin wegen meiner Brüste und des Genitalbereichs, die mich immer mehr belasteten. Als ich mit der Untersuchung fertig war und zu meinem Arzt ins Besprechungszimmer kam, bat er mich erst einmal Platz zu nehmen. Die Untersuchung war so weit in Ordnung und die Ergebnisse der Abstriche kämen in den nächsten Tagen. Ich hörte zu und war schon mal erleichtert, dass alles so weit im grünen Bereich war. Mein Arzt schaute mich an und fragte, was ich auf dem Herzen hätte. Ich war sehr aufgeregt und bekam erst kein Wort heraus. Plötzlichen liefen mir die Tränen und ich sagte leise zu ihm: „Mein Körper, er ist so hässlich, ich möchte mich operieren lassen."

Er blickte nachdenklich und fragte, was mir an meinem Körper nicht gefiel. Ich erzählte ihm, dass ich meine Schamlippen so extrem hässlich finde und ich mich nicht mehr so akzeptieren könne. Ich heulte wie ein Schlosshund und hatte schon darüber nachgedacht mich selbst zu beschneiden. Der Arzt hörte ruhig zu und antwortete: „Wenn das so eine starke Belastung für Sie ist, wäre eine Operation zu empfehlen."

Er stellte eine Überweisung aus und nannte mir den Gynäkologen, der solche Operationen durchführte. Ich bedankte mich für sein Verständnis und war im Begriff zu gehen, doch er bat mich noch sitzen zu bleiben, er wollte etwas fragen. Ich blieb sitzen und schaute ihn erwartungsvoll an. Dr. Krüger sah mir in die Augen und fragte mich, wie es mit meiner Beziehung zu meinem Mann aussieht. Ich wollte ausweichen und es herunterspielen, aber da er auch psychologisch ausgebildet war, merkte er sofort, dass etwas nicht stimmte. Ich erzählte ihm, dass ich den Sex nur als Pflichtveranstaltung sehe und ich nichts für meinen Mann empfinde. Er fragte mich, ob ich den Sex so immer empfunden oder ob ich auch schöne Erlebnisse gehabt habe. Ich erwiderte, dass ich Sex noch nie hatte genießen können. Mein Arzt bot mir an, dass wir uns alle vierzehn Tage sehen und miteinander sprechen. Ich war damit einverstanden und bekam den ersten Gesprächstermin.

Als ich aus der Praxis kam, fühlte ich mich erschöpft und traurig. Da war es wieder, dieses Gefühl der Einsamkeit und nicht gewollt zu sein. Als ich zu Hause ankam, waren Sara und mein Ex-Mann da. Meine Tochter kam sofort zu mir und fragte nach, ob alles in Ordnung wäre. Ich nickte und sie sprach: „Mama, nimmst du mich zur nächsten Untersuchung mit?“

Ich schlug ihr vor, dass wir zusammen einen Termin machen. Sie nickte und war einverstanden. Sara war jetzt vierzehn Jahre und ich würde schon es besser finden, wenn sie die Pille bekommt. Meine Tochter wusste sofort, was ich mit dem Termin bei dem Gynäkologen bezwecken wollte. Sie zwinkerte mir zu und sagte nur: „Machen wir.“ Als unsere Tochter in ihr Zimmer ging, drehte ich mich zu meinem damaligen Mann und berichtete von der Untersuchung und der bevorstehenden Operation. Ich erklärte ihm auch, warum ich mich operieren lassen möchte. Er antwortete: „Ach so, wegen dem Geschlönns da unten.“

Ich nickte und musste schlucken. Was hatte ich von ihm erwartet? Mitgefühl oder Empathie, wie man so schön sagt? Ich kannte ihn doch, warum sollte es diesmal anders sein? Doch es verletzte mich und bestätigte nur, dass er sich ja wohl mir vor ekelte.

Ich meldete mich dem Gynäkologen, der diese OPs durchführte, und machte einen Besprechungstermin. An dem Termin war ich sehr aufgeregt und hoffte, dass der OP-Termin zeitnah sein würde. Der Arzt bat mich in den Behandlungsraum und bot mir einen Sitzplatz an. Er wollte ganz genau wissen, worum es geht und welche Probleme ich habe. Ich erzählte ihm alles und auch dass ich schon seit meinem fünfzehnten Lebensjahr darunter litt. Nach dem Gespräch wollte der Arzt mich untersuchen, damit er sich ein Bild machen und wir die Operation besprechen konnten. Ich war einverstanden und wurde untersucht. Danach sprachen wir die Operation durch und auch die Kosten, die ich tragen musste. Der

Termin wurde gemacht und ich ging erleichtert aus der Praxis und hätte am liebsten die ganze Welt umarmt. Endlich würde ich mein Problem loswerden.

Ein Monat darauf wurde ich operiert und alles verlief gut. Die Wunden verheilten verhältnismäßig schnell und ich war glücklich. Man kann sich nicht vorstellen was das für mich bedeutete, so eine seelische Last nicht mehr mit mir herumzuschleppen. Ich wurde selbstbewusster und offener. Der richtige Schritt nach vorne.

Weitere Veränderungen

Meine berufliche Weiterentwicklung nahm Formen an. Ich machte die Weiterbildung der Praxisanleitung, Wundexperte, Wohnbereichsleitung und letztendlich Pflegedienstleitung. Das alles geschah zeitnah und auch das Arbeiten als Wohnbereichsleitung und Pflegedienstleitung ließen nicht lange auf sich warten. Ich war beruflich erfolgreich und ich hatte an meiner Arbeit Freude.

Mein Ex-Mann blieb stehen und entwickelte sich nicht weiter. Er sah sich als Opfer, der alles aushalten musste. Eines Tages spielte ich mit dem Gedanken, mich von meinem Mann zu trennen. Wir hatten uns nichts mehr zu sagen und gemeinsame Freunde hatten wir auch nicht. Als ich mit meinen Kindern alleine war, fragte ich sie, was sie davon halten würden, wenn ich mich von ihrem Vater trennen würde. Meine Kinder flehten mich an, es nicht zu tun. Beide hatten Tränen in den Augen und hielten mich ganz fest. Ich beruhigte sie und versprach. es nicht zu tun. Dass die beiden so heftig darauf reagierten. machte mich nachdenklich. und ich trennte mich nicht. Zumindest zu diesem Zeitpunkt nicht.

Unsere Kinder entwickelten sich weiter und die schulischen Leistungen waren schlechter geworden. Sara hatte mehr Interesse für das andere Geschlecht und Feiern. Marc hatte wenige Probleme, dem Schulstoff zu folgen, aber er hatte einen Freundeskreis, der gerne eine Wasserpfeife rauchte und den einen oder anderen Joint. Das gefiel uns nicht. Ich sprach mit meinem Sohn und bat ihn, die Finger vom Cannabis zu lassen. Er lächelte und meinte, dass das es doch gar nicht schlimm sei, mal einen Joint zu rauchen. Mein Ex-Mann redete auch mit ihm, aber er schlug alle guten Ratschläge in den Wind. Wir hatten kaum noch Möglichkeiten, ihn mit Gesprächen zu erreichen, er machte sofort zu. Seine Schwester versuchte ihm auch gut zuzureden und sie passte auch auf ihn auf, dass der Konsum nicht überhandnahm. Anfangs ging es noch, aber später wurde es schlimmer.

Der Herzinfarkt

An einem heißen Hochsommertag, mein Ex-Mann und ich waren alleine zu Hause, kam mein damaliger Mann zu mir und sagte, dass es ihm nicht gut gehen würde und er so komische Schulterschmerzen hätte. Ich wurde hellhörig und machte ihm den Vorschlag, mal zum Krankenhaus zu fahren, um ein EKG laufen zu lassen. Ich forderte ihn auf, sich eine Hose und Schuhe anzuziehen. Er fing an sich umzuziehen und bekam stärkere Schmerzen. Ich wusste, dass ich schnell handeln musste, und setzte ihn ins Auto. Wir fuhren zum Krankenhaus und ich stützte ihn bis zur Ambulanz, er konnte kaum noch stehen. Ich setze ihn hin und rannte zum Behandlungszimmer. Die Ärztin wollte mich rausschicken, doch ich rief ihr zu, dass mein Mann einen Herzinfarkt bekommt. Dann ging alles sehr schnell. Sie reagierte sofort, holte sich Helfer und mein Mann bekam eine Infusion angelegt und wurde in den OP gefahren.

Ich saß im Warteraum und informierte meine Tochter. Sara wollte sofort zum Krankenhaus kommen. Mein Sohn war nicht zu erreichen. Die Zeit zog sich wie Kaugummi und ich war voller Angst. Hatte ich zu spät reagiert? Welche Überlebenschance hatte er? Ich musste abwarten und die Ruhe bewahren, gerade für unsere Kinder. Ich ging zwischendurch auf die Intensivstation, um zu schauen, ob Sara dort war. Sie saß dort mit ihrer Freundin und war tränenaufgelöst. Es war eine schlimme Situation und ich konnte ihr nicht sagen, wie es um ihren Vater stand. Ich nahm sie in den Arm und hielt sie ganz fest. Wir gingen nach unten zum OP–Raum, um dort zu warten. Nach einiger Zeit, für uns waren es gefühlt Stunden, kam der der Arzt aus dem OP zu uns. Er sah ernst aus und wir befürchteten schon das Schlimmste. Laut seiner Information hatte mein Ex-Mann einen schweren Hinterwandinfarkt und durch das schnelle Reagieren, die Klinik aufzusuchen, konnten sie den Verschluss durch einen Herzkatheter wieder öffnen. Über Spätfolgen, ob er zum Pflegefall werden würde, konnte er noch nichts sagen. Es muss erst einmal die erste Nacht abgewartet werden, wie sich der Allgemeinzustand meines Mannes entwickeln würde, dann könne man weitersehen.

Meine Tochter und ich gingen, um nach Saras Vater zu sehen. Mein Mann war ansprechbar, jedoch sehr erschöpft. Ich versprach ihm, am nächsten Morgen zu kommen um Kleidung und Waschutensilien zu bringen. Wir verabschiedeten uns von ihm und waren auf dem Weg zum Ausgang, als mein Sohn uns entgegenkam. Er war beim Training und hatte sein Handy auf lautlos gestellt. Marc wollte kurz auf die Intensivstation, um seinen Vater zu sehen. Sara und ich warteten vor dem Krankenhaus. Als mein Sohn dann kam, fuhren wir gemeinsam nach Hause.

Beide Kinder und auch ich waren nervlich angeschlagen und geschockt. Wir redeten noch zusammen und gingen dann ins Bett.

Am nächsten Morgen war ich um halb neun auf der Intensivstation, um meinem Mann mit Kleidung zu versorgen. Er war wach und begrüßte mich. Manfred bat mich, ihn zu waschen, da er noch an sämtliche Apparaturen angeschlossen war. Für mich war es selbstverständlich und ich versorgte ihn im Bett. Als wir mit der Morgenpflege fertig waren, kam die Ärztin, um mit uns zu sprechen. Da die Vitalzeichen unauffällig waren und der operative Eingriff geholfen hatte, sollte mein Ex-Mann am nächsten Tag auf den kardiologischen Bereich verlegt werden. Die Ärztin meinte zu meinem Mann, dass er unwahrscheinliches Glück gehabt hätte, da diese Art von Herzinfarkten selten so einen guten Ausgang hätte. Wir waren erleichtert und auch froh, dass er es so gut überstanden hatte. Ich musste wieder nach Hause, um das Essen für die Kinder vorzubereiten und zum Spätdienst zu gehen.

Zu Hause angekommen rief ich meine Schwiegermutter an, um sie über das Ereignis zu informieren. Sie war erschüttert und kaum zu beruhigen am Telefon. Ich sagte ihr, dass ihr Sohn alles gut überstanden habe und er noch einen Tag auf der Intensivstation zur Beobachtung bleiben müsse. Sie fragte mich, ob ich etwas dagegen hätte, wenn sie ihren Sohn besuchen würde. Was war das für eine Frage? So war sie nun mal. Natürlich konnte sie ihn besuchen. Ich, die kaltherzige Schwiegertochter, und sie, das Opfer, das eine große Angst vor ihrer Schwiegertochter hatte. Ich blieb ruhig und sagte ihr, dass sie ihren Sohn besuchen könne wann sie möchte und es nicht immer so darstellen soll, als wenn ich es verbieten würde.

Mein Mann erholte sich von seinem Infarkt und kam nach dem Krankenhausaufenthalt in die Reha. Er erholte sich gut von seiner Erkrankung. Ich versorgte alle und kümmerte mich um alles, da er körperlich noch nicht belastet werden durfte.

Manfred war nach dem Reha-Aufenthalt noch weiter krankgeschrieben worden, da er körperlich nicht stabil war. Er hütete das Haus und ich ging arbeiten. Er genoss diese Zeit und schonte sich. Er machte nur, was ihn interessierte. Ich kümmerte mich um Haushalt, Kinder, einkaufen und wenn mein Mann Hilfe benötigte. Ach ja, da war meine Vollzeitstelle in der Pflege, die ich nebenbei auch noch hatte. Aber es lief alles reibungslos. Was will man mehr?

Marcs Cannabisproblem

Mein Sohn war an manchen Tagen stark wesensverändert und meine Tochter und ich sprachen darüber, uns Hilfe zu holen, um Marc zu helfen. Mein Ex-Mann hatte dazu eine ganz andere Meinung und dementsprechend Streit mit unserem Sohn. Ich rief die Suchtberatung an und bat um einen Gesprächstermin. Als ich den Termin bekam, fragte ich meinen Ex-Mann, ob er mitkommen möchte. Aber er wollte nicht, da er von dieser Unterstützung nicht viel hielt. Meine Tochter wollte mit mir zur Beratung gehen, um ihrem Bruder zu helfen. Eine Frau empfing uns, die als Sozialarbeiterin tätig war. Wir erzählten ihr von Marc und seinem Cannabiskonsum und die Probleme die daraus entstanden waren.

Nachdem wir unser Problem mit Marc dargestellt hatten, kam natürlich unsere Frage, was wir als Familie tun können, um Marc von der Sucht loszubekommen. Die Antwort, die wir bekamen war alles andere als gut. Die Sozialarbeiterin gab uns zu verstehen, dass es Möglichkeiten gibt, einen Süchtigen zu unterstützen, aber er muss von sich selber kommen und sagen, ich benötigte Hilfe bei meinem Suchtproblem. Solange der Suchtkranke seine Krankheit nicht sieht und er auch keine Hilfe annimmt, ist es nicht möglich, ihn zu unterstützen. Ich merkte, wie sich in mir ein Gefühl der Verzweiflung breit machte. Marc war nicht bereit, eine Therapie zu machen. Er war nach seiner Ansicht nicht süchtig und es wäre auch kein Problem, mit dem Cannabiskonsum aufzuhören. Das waren seine Worte, als wir ihm vorschlugen, eine Therapie zu machen. Die Sozialarbeiterin merkte, wie verzweifelt ich sie ansah. Ich sagte zu ihr: „Er sieht doch seine Sucht überhaupt nicht. Und wenn er so weitermacht verliere ich meinen Sohn. Ich muss doch als Mutter irgendetwas tun können, um mein Kind zu retten."

Doch diese Situation kann nur der Betroffene ändern, wenn er es will. Meine Tochter und ich konnten es nicht fassen, dass uns die Hände gebunden waren und wir es so annehmen mussten, wie es ist. Erst wenn Marc sich oder andere in Gefahr bringen würde, gab es die Möglichkeit, ihn zwangsweise in der Psychiatrie unterzubringen. Frau Nolte, die Sozialarbeiterin, schlug uns vor, sich in regelmäßigen Abständen zu einem Gesprächstermin zu verabreden, um den Verlauf der Sucht von meinem Sohn zu beobachten und gegebenenfalls einen Facharzt hinzuzuziehen. Wir nahmen ihr Angebot an und vereinbarten den nächsten Termin.

Mein Sohn lebte in den Tag hinein und schwänzte die Schule. Ihm war alles egal und was man ihm sagte oder riet, prallte bei ihm ab. Er war in der Prüfungsphase fürs Abitur und ging einfach nicht mehr hin. Die Stimmung zu Hause war angespannt und jeder in der Familie suchte nach Lösungen. Ich bekam Schuldgefühle und machte mich für die Sucht meines Sohnes verantwortlich. Mein Ex-Mann zog sich immer mehr zurück und tat so, als wenn er nichts damit zu tun hatte. Sara und ich versuchten über die Freunde Marc dazu zu bringen, mit dem Cannabiskonsum aufzuhören. Doch er hörte nicht auf. Mittlerweile war sein Durchschnitt bei ca. acht Joints täglich, die er rauchte, und seine Angstzustände, verfolgt zu werden, nahmen zu. Er hatte Wutausbrüche, war cholerisch und hielt sich nur noch in seinem Zimmer auf. Ich war nervlich am Ende und meine Tochter weinte, weil sie Angst hatte, ihren Bruder zu verlieren. Mein Ex-Mann sagte nichts und machte auch nichts. Ich weiß es bis heute nicht, was sich in ihm abspielte. Ein Kind so zu sehen, wie es sich selber in kleinen Schritten umbringt, ist nicht zu ertragen. Ich setzte mich mit Psychiatern, dem Jugendamt und mit Ärzten in Verbindung, um mir Ratschläge einzuholen. Doch es kamen immer die gleichen Antworten, dass ich nichts tun können, sondern dass nur Marc etwas dagegen tun könne.

Während dieser Zeit erkrankte meine Mutter an Bauchspeicheldrüsenkrebs und hatte keine Chance auf Heilung. Ich war für sie da und versorgte sie mit meinem Vater und Geschwistern bis zu ihrem Tod. Aber auch da hatten sich meine Gefühle zur ihr nicht verändert. Sie wusste auch nicht um das Suchtproblem von Marc.

In dieser Zeit funktionierte ich. Keiner bekam mit, wie erschöpft ich eigentlich war.

Manchmal, wenn ich alleine war, sprach ich leise zu Gott und bat ihn, dass es bitte alles gut wird. Ich war so müde und ausgebrannt.

Die Erkrankung meiner Schwester Andrea

Andrea, meine ältere Schwester, rief mich eines Tages an und berichtete mir, dass es ihr nicht gut ging. Ich fragte nach, was denn los wäre, und sie berichtete mir, dass sie so kurzatmig sei und gar keinen Appetit hat. Ich riet ihr, zum Arzt zu gehen und sich untersuchen zu lassen. Sie erzählte mir, dass sie einen Termin gemacht habe und eine Großuntersuchung anstand. Circa eine Woche später rief sie an, dass sie ins Krankenhaus müsse, da die Blutwerte sehr schlecht waren und noch einige Untersuchungen gemacht werden müssen. Ich hatte kein gutes Gefühl und machte mir Sorgen. Als meine Schwester ins Krankenhaus kam, wurden einige Untersuchungen gemacht, bei denen sich später herausstellte, dass meine Schwester an Gebärmutterhalskrebs erkrankt war. Ich war wie vor dem Kopf gestoßen und konnte es nicht fassen, dass sie so schwer erkrankt war. Eine Operation stand an und die Ärzte versuchten den Krebs so gut es ging zu entfernen mit einer späteren Chemotherapie. Es war zum Verzweifeln und ihr Mann und ihre Kinder waren mit dieser Nachricht überfordert. Ich besuchte meine Schwester, so oft es ging, und sprach ihr Mut zu, nicht aufzugeben. Sie hatte so eine große Angst und bat mich, sie zur Chemotherapie zu begleiten. Ich versprach es ihr und begleitete sie. Ich hielt ihr die Hand versuchte sie auf andere Gedanken zu bringen, auch ihre Mitpatienten bezog ich ein. Die Krankenschwestern waren von meiner Präsenz nicht begeistert und ließen es mich spüren. In einem günstigen Moment ging ich in das Schwesternzimmer und stellte diese Mitarbeiterin zur Rede. Sie reagierte schnippisch und sagte zu mir, dass sie ihre Arbeit machen müsse und wir nicht in einem Bistro wären. Das reichte und ich verlangte, den Vorgesetzten zu sprechen. Die Stationsärztin kam und bat mich in ihr Sprechzimmer. Sie versuchte ihre Pflegefachkraft zu schützen und versuchte mir zu erklären, dass es die andren Patienten belastet, wenn Angehörige mitkämen. Meine Antwort darauf war: „Wenn sich die Mitarbeiter intensiver um ihre Patienten kümmern würden und dabei empathischer wären, wäre meine Schwester nicht so ängstlich und bräuchte ihre Angehörigen nicht als Schutz mitzunehmen." Ich teilte der Ärztin außerdem mit, dass ich ein Schreiben zur Geschäftsführung schicken und über diese Zustände informieren werde. Die Ärztin lenkte ein und versuchte mich im sehr freundlichen Ton zu überzeugen, diese „kleine Auseinandersetzung" nicht auf sich beruhen zu lassen und zukünftig einfach freundlich miteinander umzugehen. Ich sagte nichts dazu und ging wieder zu meiner Schwester. Sie war sehr aufgeregt und ich musste sie beruhigen. Sie bat mich, kein Schreiben zum Geschäftsführer zu schicken, da sie Angst hatte, dass das Personal noch unfreundlicher mit ihr umgehen würde. Ich beruhigte sie und versprach es.

Mein Vater, meine jüngere Schwester Anna und ich wechselten uns bei der Begleitung meiner Schwester zur Chemotherapie ab. Sie war nie alleine während der Behandlung, was ihr so wichtig war. Als die Therapie beendet war, erholte sich Andrea und ihre Haare wuchsen wieder.

Andrea fasste wieder Mut und sie versuchten ihren Alltag zu meistern. Mein Schwager war immer an ihrer Seite und erfüllte ihr jeden Wunsch. Auch ihre Tochter wich ihr nicht von der Seite. Die Blutwerte hatten sich wieder stabilisiert und Andrea wurde wieder zuversichtlicher.

Die Trennung

Nach der Erkrankung und Genesung meiner Schwester konnte ich mich wieder mehr um Marc kümmern. Er war in der Erkrankungsphase meiner Schwester nicht auffälliger als sonst. Sein Vater versuchte, ihn mit Einladungen zu Fußballspielen oder Spritztouren mit dem Auto zum Flughafen auf andere Gedanken zu bringen. Marc nahm die Einladungen gerne an und verstand sich auch gut mit seinem Vater, wenn sie etwas zusammen unternahmen. Aber sowie Marc wieder zu Hause war, zog er sich in sein Zimmer zurück und kam nur raus, um sich etwas zu essen oder zu trinken zu holen. Wir erreichten unseren Sohn nicht mehr und ich versuchte immer wieder, ein Gespräch mit ihm zu führen.

Auch nahm ich ihn in den Arm und sagte ihm, dass ich ihn liebe und auch, wie wichtig er für mich war.

Doch ich hatte den Eindruck, dass ich gar nicht mehr bei Marc ankam.

Zu einem Termin bei der Sozialarbeiterin Frau Nolte wollte mein Ex-Mann mitkommen. Ich war erstaunt darüber, aber auch zugleich positiv überrascht, dass er mitkommen wollte. Wir gingen mit unserer Tochter zu dem Gesprächstermin. Es lag zwei Monaten zwischen dem letzten und den jetzigen Termin. Frau Nolte empfing uns freundlich und bot uns einen Sitzplatz an. Sara und ich saßen eng beieinander und hielten uns die Hand. Mein Ex-Mann saß etwas abseits und uns zugewandt. Die Sozialarbeiterin erkundigte sich nach der aktuellen Situation und wie sich Marc verhielt.

Mein Ex-Mann schilderte seine Eindrücke, die er von seinem Sohn hatte und dass er sein Verhalten nicht mehr lange dulden würde. Ich gab Frau Nolte ganz klar zu verstehen, dass ich meinen Sohn nie aufgeben werde. Die Sozialarbeiterin hörte sich alles an und fragte dann, ob Marc schon einmal geäußert habe, dass er eine eigene Wohnung haben möchte? Wir verneinten diese Frage, aber mein Ex-Mann hatte nichts Besseres zu tun, als zu sagen: „Den schmeiße ich raus und dann soll er zusehen, wie er zurechtkommt." In diesem Moment war mir klar, dass ich mich von meinem Mann trennen werde. Er wollte tatsächlich unseren Sohn rauswerfen, der süchtig war, wobei auch offensichtlich war, dass er nicht alleine zurechtkam. Das war das Aus unserer Ehe, endgültig!

Kurze Zeit später teilte ich meinem Ex-Mann mit, dass ich mich scheiden lassen möchte. Er nahm es erst schweigend hin. Ich fühlte mich erleichtert und war froh, dass ich den Entschluss ausgesprochen hatte. Meinen Kindern teilte ich mit, dass ich mich von ihrem Vater trenne. Sara war es schon länger klar, dass unsere Ehe nicht mehr bestand und Marc sagte gar nichts und ging in sein Zimmer. Mein Ex-Mann zog, nachdem er eine Wohnung gefunden hatte, aus. Ich hatte nach seinem Auszug ein Gefühl der Befreiung und war auch nicht traurig. Ich wünschte ihm, dass er schnell eine Partnerin findet und dass er glücklich wird. Ich hatte von Beziehungen erst einmal die Nase voll. Probleme hatte ich genug und das, was mich am meisten belastete, war die Sucht meines Sohnes. Mein Vater stand mir in dieser Zeit zur Seite und unterstützte mich auch finanziell. Das Zusammenleben mit meinen Kindern und mir war harmonisch und entspannt.

Marc verhielt sich nach der Trennung von meinem Mann erst einmal ruhig und unauffällig. Da ich beruflich als Pflegedienstleitung tätig war und ich mich auch um beide Kinder intensiver durch die Trennung kümmerte, hatte ich für mich keine Ruhephasen. Nachts schlief ich schlecht und die Sorgen um meinen Sohn erdrückten mich fast, aber nach außen zeigte ich niemandem, wie es wirklich in mir aussah. Ich musste funktionieren, privat sowie auch beruflich.

Das erste Weihnachten ohne ihren Vater haben wir bei meiner älteren Schwester verbracht und ich hatte den Eindruck, dass sich meine Kinder wohlfühlten, es war harmonisch und ruhig. Marc unterhielt sich mit seinem Cousin und half uns bei der Zubereitung des Essens. Sara, meine Schwester und ich plauderten bei einem Glas Sekt über alte vergangene Zeiten. Am ersten Weihnachtstag trafen sich Sara und Marc mit ihrem Vater und verbrachten mit ihm den ganzen Feiertag.

Abends zu Hause angekommen waren auch beide recht redselig und erzählten mir, was sie unternommen hatten. Mein Ex-Mann und ich hatten keinen Streit und sprachen auch miteinander. Unsere Kinder sollten so wenig wie möglich belastet werden. Nun waren sie ja auch nicht mehr klein und mit 21 und 20 Jahren hat man doch schon eine gewisse Reife, mit solchen Ereignissen anders umzugehen.

Silvester verbrachten Sara und Marc mit ihren Freunden. Ich war alleine zu Hause und wollte es auch so. Meine beste Freundin wollte eigentlich, dass ich mit ihr und ihrem Mann feiere. Aber ich wollte weder feiern noch irgendjemanden um mich herum haben. Ich ging früh ins Bett und verschlief den Beginn des neuen Jahres.

Berufskolleg

Da Marc sein Abitur nicht abgeschlossen hatte, fragte ich ihn, was er denn zukünftig machen wollte. Er zuckte die Achsel und meinte, dass er es noch nicht wisse. Ich machte mir Gedanken, wie es jetzt weitergehen sollte. Sara machte bei mir im Haus beim sozialen Dienst ein halbjähriges Praktikum. Sie wollte danach entscheiden, ob sie ein Studium im Sozialwesen machen würde.

Eines Abends kam Marc gut aufgelegt nach Hause und setzte sich zu Sara und mir ins Wohnzimmer. Er machte Scherze und lachte mit uns, so, wie ich ihn lange nicht gesehen hatte.

Dann schaute er zu Sara und mir und eröffnete uns, dass er sein Abitur nachholen und sich an einem Berufskolleg anmelden wolle. Ich konnte es nicht fassen und dachte im Stillen, hoffentlich bleibt Marc so stabil. Mein Sohn bat mich, mit ihm zur Anmeldung zu gehen. Ich war natürlich bereit, ihn zu begleiten und glücklich, dass er daran festhielt, sein Abi nachzuholen. Wir fuhren zum Berufskolleg und er meldete sich an. Er konnte sofort nach den Weihnachtsferien die Schule beginnen. Ich war so glücklich und positiv gestimmt, dass er es schaffen würde.

Am ersten Schultag sollte er um 08:00 Uhr dort sein. Gegen 10:00 Uhr bekam ich einen Anruf von der Schulleitung, ob mein Sohn es sich anders überlegt habe. Da ich auf der Arbeit war, konnte ich jetzt gar nichts dazu sagen, versprach aber der Schulleitung, mich darum zu kümmern und ihr eine Rückmeldung zu geben. Ich merkte, wie mein Herz anfing, stark zu klopfen, als ich nervös meinen Sohn versuchte, über das Handy zu erreichen. Als ich die Handynummer eingab hatte ich sofort ein Freizeichen in der Leitung. Marc ging ans Handy und meldete sich verschlafen.

Ich sagte ihm ruhig, dass sich die Schulleitung bei mir gemeldet habe und ihn vermissen werde. Mein Sohn hatte verschlafen und den Wecker nicht gehört. Er wollte die Schulleitung anrufen und die Situation klären. Mir war richtig schlecht und es gingen bei mir spontan wieder besorgniserregende Gedanken durch den Kopf. Ich versuchte mich zu beruhigen, was mir nur teilweise gelang.

Nach meinem Dienst, auf dem Weg nach Hause, war ich unkonzentriert und mit den Gedanken bei meinem Sohn. Sara, die mit im Auto saß, versuchte mich zu beruhigen. Zu Hause angekommen gingen wir beide sofort in Marcs Zimmer, um nachzusehen, ob er noch im Bett lag. Doch er war nicht da. Sara versuchte ihn über sein Handy zu erreichen, aber ohne Erfolg.

Spät abends ging plötzlich die Wohnungstüre und Marc kam zu uns ins Wohnzimmer. Wir sahen ihn erwartungsvoll an in der Hoffnung, dass er etwas sagen würde.

Er tat so, als wenn nichts passiert wäre. Das war zu viel für Sara und sie stellte ihren Bruder zur Rede. Marc grinste frech und sagte nur, dass wir doch mal den Ball flach halten sollten, es sei ja nicht die Welt untergegangen. Wir sollen uns mal beruhigen, er habe alles geklärt und gehe morgen in die Schule. Er stand auf und ging in sein Zimmer.

Sara und ich sahen uns an und hielten unsere Hände. Dann fing meine Tochter an zu weinen und äußerte nur noch, wann höre das endlich auf und wir können wieder ein ruhiges Leben führen? Ich nahm sie in den Arm und tröstete sie. Es war für uns seelisch die Hölle.

Wir waren immer unter Anspannung und gestresst, was wieder passieren würde. In den folgenden drei Wochen ging Marc zum Berufskolleg und ich bekam auch keine Anrufe mehr von der Schule. Doch ich traute dem Ganzen nicht und wartete eigentlich nur darauf, dass mein Sohn wieder irgendetwas anstellte. Meine Tochter sah es ähnlich. Wir schliefen beide nachts schlecht und kamen nicht zur Ruhe. Marc nahm weiter Cannabis zu sich und dementsprechend war er dann aufgelegt. Von albern, cholerisch, zynisch und extremen Wutanfällen … alles an emotionalen Ausbrüchen war dabei und ich versuchte den neurologischen Notdienst zu erreichen. Doch ohne Erfolg. Fünf Tage hintereinander war Marc so auffällig, dass wir total verzweifelt waren und uns nicht mehr zu helfen wussten.

Einweisung in die Psychiatrie

An dem Samstagabend, als Sara und ich in ihrem Zimmer auf ihrem Bett lagen und vergeblich versuchten, den neurologischen Notdienst zu erreichen, kam Marc überraschend früh nach Hause und kam sofort in das Zimmer seiner Schwester. Er war völlig aufgelöst und stand vor uns, gestikulierte und erzählte dabei, dass er verfolgt und mit Nägeln beschossen wurde, die jetzt in seinem Körper wären. Sara sah ihn fassungslos an und mich griff sie an meinem Arm. Ich behielt die Nerven und sagte zu meinem Sohn, dann müssen wir zur Polizei oder ins Krankenhaus. Doch das wollte er nicht. Ich hatte noch eine Chance, dass Marc sich von seinem Patenonkel überreden ließ, zur Polizei zu gehen. Umgehend rief ich meinen Schwager an. Rolf erkannte sofort die Situation und wollte mit Marc sprechen. Dann sprachen die beiden miteinander und Marc sah ein, zur Polizei zu gehen. Wir fuhren zusammen zur Polizeiwache und Marc wollte eine Anzeige wegen Körperverletzung machen. Als wir die Wache betraten, ging Marc voran und ich und Sara hinter ihm. Ein Polizist empfing uns und fragte nach dem Grund des Besuchs. Ich versuchte dem Beamten hinter Marcs Rücken Zeichen zu geben, dass mein Sohn psychotisch war. Er verstand und widmete sich Marc. Er hörte Marc zu und dass er mit Nägeln beschossen wurde, die in seinem Körper sind. Der Polizeibeamte gab Marc das Gefühl, ihn ernst zu nehmen, und empfahl ihm, erst ins Krankenhaus zu gehen, um seine Verletzungen behandeln zu lassen und dann die Anzeige zu machen. Marc stimmte zu. Beim Hinausgehen gab ich dem Polizisten durch eine Gestik zu verstehen, dass ich ihm dankbar war. Er zwinkerte mir zu und wir gingen zum Auto.

Dann fuhren wir zur Ambulanz ins Krankenhaus. Marc war außer sich und er beobachtete Sara und mich ganz genau. Dadurch waren mir die Hände gebunden. Ich lief schon mal ins Krankenhaus und Sara versuchte, Marc mit einer Zigarette etwas hinzuhalten. Ich traf eine Krankenschwester, der ich mit kurzen Worten die Situation erklärte. Sie begriff sofort, was ich meinte und mein Sohn stand hinter mir und sagte: „Was hast du ihr erzählt?“

Ich antwortete: „Das du verletzt bist und untersucht werden musst.“

Die Pflegekraft sagte zu Marc: „Ich sage dem Arzt Bescheid, er wird gleich kommen.“

Dann wurden wir uns Behandlungszimmer gebeten. Es waren zwei Ärzte. Ich bemerkte sofort, dass der eine Arzt ein Psychiater und der andere Arzt ein Internist war. Sie gaben mir zu verstehen, dass sie im Bilde sind. Marc sah beide Ärzte misstrauisch an. Er merkte schon, dass etwas nicht stimmte, konnte es aber nicht zuordnen. Marc war so aufgewühlt, dass er den Ärzten erst einmal erzählte, was ihm zu gestoßen war. Ich kämpfte mit meinen Tränen und musste mich beherrschen, um nicht durchzudrehen. Kein Mensch kann sich vorstellen, was in mir los war. Diese Hoffnungslosigkeit und die Angst brachten mich an den Rand der Verzweiflung, ich konnte nicht mehr. Mein Kind so zu sehen, war so traurig.

Der eine Arzt verabschiedete sich von Marc und der Psychiater versuchte Marc zu beruhigen. Er bat mich kurz vor die Tür und sagte mir, dass Marc eine Psychose habe und gerichtlich untergebracht werden müsse, da er es nicht als Arzt verantworten könne, ihn so nach Hause zu schicken. Der Psychiater erklärte mir, dass er jetzt die Polizei informieren, die Marc dann in den geschlossenen Bereich begleiten würde. Wir gingen zurück ins Behandlungszimmer, wo ich meinem Sohn mitteilte, dass er im Krankhaus bleiben müsse. Er wurde aggressiv und sagte, dass er nicht bleiben würde. Dann kamen zwei Polizeibeamte, die Lederhandschuhe anzogen, in das Behandlungszimmer. Sara und ich wurden rausgeschickt und gebeten, nach Hause zu gehen. Auf dem Weg zum Auto hatte ich das Gefühl gleich umzufallen. Sara hielt sich an mir fest und schluchzte: „Mama, was passiert denn jetzt?“

Ich konnte ihr keine Antwort geben. Ich wusste es selber nicht. Stumm nahm ich meine Tochter in den Arm und hielt sie ganz fest. Wir fuhren schweigend nach Hause und setzten uns noch gemeinsam auf mein Bett. Völlig kraftlos schliefen wir beim Sprechen ein.

Am nächsten Morgen fuhren wir beide zur Klinik, um Marc mit Kleidung und Kosmetikutensilien zu versorgen. Da er auf eine geschlossene Station aufgenommen war, mussten wir schellen. Eine Pflegekraft machte uns die Türe auf und ließ uns rein. Sie untersuchte die mitgebrachten Utensilien und prüfte, dass keine Gegenstände dabei sind, mit denen Marc sich selbst oder andere gefährden konnte. Auf dem Weg zum Zimmer traf ich eine ehemalige Kollegin, die mich begrüßte.

Als Sara und ich ins Zimmer kamen, wo Marc untergebracht war, trauten wir unseren Augen nicht. Marc lag in einer Vollfixierung. Ich war geschockt und setzte mich an den Bettrand um Marc zu begrüßen. Er sah mich an und sagte leise zu mir: „Mama, was hast du gemacht?" Mir liefen die Tränen runter und ich hatte das Gefühl, jeden Moment loszuschreien. Meinen Sohn in so einem Zustand zu sehen, brach mir das Herz.

Sara musste das Zimmer verlassen, da sie es nicht mehr aushielt. Ich nahm so, wie ich konnte, Marc in den Arm, küsste ihn auf die Stirn und versprach ihm, dass ich mich darum kümmere, dass er aus der Fixierung rauskommt. Mein Sohn stand noch stark unter Medikamenten und schlief wieder ein. Ich ging zur Pflegekraft, die ich kannte, und erkundigte mich, warum mein Sohn in der Vollfixierung war. Sie sagte, dass er bei der Aufnahme randaliert hätte und sie keine andere Möglichkeit gehabt hätten, ihn ruhigzustellen.

Dann klopfte sie mir auf die Schulter und äußerte: „Mensch, Alice, du kennst das doch. Er wird heute Nachmittag aus der Fixierung genommen."

Ich sah diese Kollegin an und antwortete: „Ja, ich kenne solche Situationen, aber ich bin die Mutter von diesem jungen Mann und ich wünsche dir nicht, dass du so etwas erleben musst. Ich werde heute Mittag wiederkommen, um nach meinem Sohn zu sehen."

Die Kollegin nickte und wir gingen von der Station. Meine

Tochter war völlig fertig und konnte sich gar nicht beruhigen. Sie schrie, weinte und stampfte mit den Füßen. Es war für mich die Hölle, das auszuhalten. Zu Hause redeten Sara und ich kaum miteinander. Wir saßen am Tisch und starten vor uns hin.

Nach einiger Zeit unterbrach ich die Stille, indem ich Sara sagte: „Wir müssen jetzt für Marc da sein, und wenn du seelische Unterstützung brauchst, werde ich mit dir dort hingehen."

Meine Tochter sah mich an und antwortete: „Mama, das schaffen wir zusammen. Ich brauchte im Moment keine ärztliche Hilfe."

Mir war nicht wohl dabei, dass Sara alles so mitbekam und sie sich auch dafür verantwortlich fühlte. Sie musste mir versprechen, wenn sie an ihren Grenzen kommt, etwas zu sagen. Sie versprach es und drückte mich. Wir zogen uns an und fuhren in die Klinik, um Marc zu besuchen. Er war aus der Fixierung und lag im Bett. Wir begrüßten ihn und fragten nach seinem Befinden. Mein Sohn war noch stark sediert und hatte Probleme, die Augen aufzuhalten, auch das Sprechen war beschwerlich. Nachdem wir den Nachmittag bei ihm verbracht hatten und er immer wieder einschlief, hielten wir es für besser zu gehen und am nächsten Tag wiederzukommen. Da ich Urlaub hatte, war ich mit der Zeit flexibel, um meinen Sohn zu besuchen. Sara war im Praktikum und musste arbeiten. Ich fuhr am Folgetag alleine zum Krankenhaus, um Marc zu sehen und mit einem Arzt zu sprechen.

Ich kam auf die Station und traf den Stationsarzt, den ich begrüßte und bat, mit mir zu sprechen.

Wir gingen in das Behandlungszimmer. Der Arzt informierte mich über Marcs psychischen Zustand. Marc hatte durch seinen regelmäßigen Cannabiskonsum eine Psychose entwickelt und musste aus diesem Grund erst einmal auf dem geschlossenen Bereich bleiben. Er bekam Medikamente und blieb unter Beobachtung. Mein Sohn war gerichtlich untergebracht und würde mindestens sechs Wochen in der Klinik bleiben. Ich hörte mir alles genau an und wollte wissen, ob Marc wieder gesund wird. Der Arzt konnte mir keine Antwort darauf geben, da er meinen

Sohn noch nicht kannte. Wir vereinbarten, dass wir uns zweimal in der Woche zu einem Gespräch verabreden und über die weitere Vorgehensweise sprechen würden.

Nach dem Gespräch ging ich zu meinem Sohn. Er war im Raucherzimmer und saß alleine an einem Tisch. Marc sah mich und kam direkt zu mir. Er kam wesentlich besser zurecht als am Vortag. Die erste Frage, die er stellt,e war: „Wann kann ich wieder nach Hause?“

Ich antwortete: „Du musst hier erst mal bleiben zur Beobachtung und die Ärzte entscheiden, wann es nach Hause geht.“

Mein Sohn wollte erst sagen, dass er das nicht mitmacht, aber ich kam ihm zuvor und erklärte ihm, dass er gerichtlich untergebracht sei und nicht einfach die Station verlassen könne. In diesem Moment wurde ihm klar, dass er es nicht selbst entscheiden konnte, sondern ein Richter. Ich versprach, jeden Tag zu kommen, soweit ich es durfte. Marc musste sich den Gegebenheiten unterordnen und sich kooperativ zeigen, das wusste er. Auf dem Weg nach Hause merkte ich das diese Entscheidung für seine Schwester und auch für mich eine Möglichkeit war, uns zu erholen, zur Ruhe zu kommen und wieder Kraft zu schöpfen. Andere hatten jetzt die Aufgabe übernommen, sich um Marc zu kümmern.

Ich rief meinen Ex-Mann an und berichtete ihm, was geschehen war. Er wollte seinen Sohn auch besuchen und sich auch darum kümmern. Wir besprachen, wann er Marc besuchen wollte, damit nicht zu viele Besuche auf einmal stattfinden.

In der folgenden Woche konnte ich Marc für drei Stunden am Tag nach Hause holen. Sara oder ich holten ihn vor dem Mittagessen ab und brachten ihn zum Abendessen wieder in die Klinik. Marc war kooperativ und hielt sich an die Regeln. Er kam etwas zu Ruhe, doch ich konnte nicht einschätzen, ob er diese Hilfe annahm oder nur aushielt.

Der neue Mann in meinem Leben

Marc zeigte sich während des Krankenhausaufenthalts unauffällig und befolgte, was der Arzt von ihm verlangte. Sara und ich versuchten wieder in unseren Alltag zu kommen. Übers Internet lernte ich einen Mann kennen. Wir verabredeten uns zum Essen. Meine Tochter freute sich für mich und fand das gut, dass ich mich verabredete. Sie brachte mich zum Treffpunkt und wollte mich auch nach der Verabredung wieder abholen. Ich war sehr nervös und auch aufgeregt.

Als wir an dem verabredeten Ort ankamen, sah ich ihn schon vor dem Restaurant und wurde kribbelig. Hoffentlich verstehen wir uns gut, schoss mir durch den Kopf. Was mache ich, wenn man kein Gespräch aufbauen kann? Ich wollte erst gar nicht aus dem Wagen steigen, aber die Neugierde siegte. Ich ging auf diesen Mann zu und er drehte sich in diesem Moment um und lächelte mich an. Ich war hin und weg und auch meine Horrorvorstellungen waren wie weggeblasen. Wir nahmen uns zur Begrüßung in den Arm und es war ein Gefühl, als ob wir uns schon kannten.

Vertraut nahmen wir uns an der Hand und betraten das Restaurant. Ich bin normalerweise nicht so ein Typ mit direkter Umarmung oder Händchen halten, aber es war für mich so vertraut, dass ich es geschehen ließ. Die Stimmung zwischen uns war lebendig und harmonisch. Wir kamen schnell ins Gespräch und ich hatte nicht das Gefühl, dass unsere Gespräche aufgesetzt waren. Nic und ich hatten viele gemeinsame Interessen und dadurch hatten wir uns einiges zu erzählen. Auch sein Humor gefiel mir. Unser Essen kam und die Unterhaltung wurde dadurch nicht weniger. Ich hatte überhaupt keinen Hunger, so aufgeregt und fasziniert war ich. Wir hielten die ganze Zeit Händchen wie Teenies und konnten nicht voneinander lassen.

Als ich aufstehen wollte, um die Toilette aufzusuchen, kam Nick zu mir und küsste mich. Noch benommen davon ging ich zur Toilette und kicherte leise. Was war mit mir los? Ich glaubte, ich hatte mich in Nic verguckt, und schwebte auf Wolke sieben. Dieses Glückgefühl in mir hatte ich Jahre nicht mehr gehabt und ich genoss es jede Minute mit ihm.

Nach unseren gemeinsamen Essen beim Griechen gingen wir aus dem Restaurant Händchen haltend und glücklich zum Ausgang. Vor der Türe küssten wir uns innig. Nic nahm mich in den Arm und schlenderte mit mir zu seinem Auto. Ich lehnte mich an der Wagentüre und wollte nicht, dass er ging. Der Abend sollte nicht soll ausklingen und ich lud Nick auf einen Kaffee zu mir ein. Wir mussten beide lachen als ich ihn einlud, doch ich wollte keinen falschen Eindruck hinterlassen und sagte, dass meine Tochter zu Hause wäre. Da mussten wir noch mehr lachen und wir fuhren zu mir.

Meine Tochter öffnete uns die Türe und begrüßte Nic. Da sie auch Besuch hatte, ging sie wieder in ihr Zimmer. Wir beide machten es uns im Wohnzimmer mit eine Tasse Kaffee gemütlich. Wir redeten und lachten miteinander, ich hatte mich schon seit Jahren nicht mehr so wohlgefühlt. Es wurde an diesem Abend sehr spät und Nic übernachtete bei mir.

Auch in den folgenden Tagen sahen wir uns täglich und letztendlich fuhr Nic nur noch zwischendurch nach Hause, um frische Wäsche zu holen.

Unsere Gemeinsamkeit gab mir Mut und Zuversicht. Ich erzählte Nic von meinem Sohn und dass er zurzeit in der Psychiatrie sei. Auch mir vertraute Nic an, dass er durch seine Scheidung finanzielle Schwierigkeiten hatte und noch einige Angelegenheiten, die erst in ein paar Jahren erledigt sein würden. Wir gingen offen mit diesen Angelegenheiten um und auch, dass weder er noch ich irgendwann heiraten möchten. Unsere Beziehung wurde intensiver und vertrauter.

Wir beide besuchten Marc im Krankenhaus. Nic stellte sich vor und ich hatte den Eindruck, dass Marc ihn mochte. Marc bezog Nic in allen Dingen, die ihn betrafen, ein. Er verstand sich gut mit Nic, was mich freute, und Nic bemühte sich auch, einen Bezug zu Marc aufzubauen. Auch Nic hatte einen Sohn, den wir auch schnell kennenlernten. Andy fühlte sich bei uns direkt wohl und verstand sich auf Anhieb mit meinen Kindern. Er kam viel zu uns und wir verbrachten auch die Wochenenden gemeinsam. Das war für mich und meine Seele Balsam und ich war glücklich. Endlich schien für uns die Sonne und ich konnte nicht genug davon bekommen.

Tag der Auseinandersetzung

Mittlerweile lebte Nic bei mir und wir entschieden, dass er seine Wohnung aufgeben und bei mir einziehen würde. Die Kinder waren einverstanden und hatten damit kein Problem. Sara machte ihr Praktikum und Marc lebte in den Tag hinein. Er musste seine Medikamente nehmen. Er versprach mir, es regelmäßig zu tun, und wollte sich auch um einen Ausbildungsplatz kümmern. Sara, Nic und ich gingen weiter regelmäßig zur Suchtberatung. Wir schilderten den aktuellen Zustand von Marc und berichteten, dass er zurzeit nur zu Hause sei und in den Tag hineinlebte. Er lag die meiste Zeit auf seinem Bett und auch am Haushalt beteiligte er sich nicht. Marc war nicht bereit, sich um eine Ausbildungsstelle zu bemühen, da er nicht wusste, was er gerne machen würde, und es wäre ihm zu viel, wenn doofe Fragen gestellt würden. Ich machte mir Sorgen und hatte große Angst, dass es wieder eskalieren und er wieder in die Psychiatrie eingewiesen würde. Sara äußerte sich mir gegenüber, dass sie die Situation, in der wir zurzeit lebten, nicht mehr lange aushielt. Das war für mich das Alarmsignal, tätig zu werden und etwas zu unternehmen, was ich dann auch tat.

Am Abend bat ich Marc, Sara und Nic ins Wohnzimmer, weil ich etwas mitteilen wollte. Als wir alle zusammensaßen, eröffnete ich meinen Kindern, dass ich die Wohnung vermieten würde und ich mit Nic nach Velbert ziehe. Sie starrten mich an und konnten in diesem Moment gar nicht glauben, was ich da sagte. Doch es war mein Ernst. Marc stand auf, bekam einen Wutanfall und schmiss die Wohnzimmertür ins Schloss. Sara hatte Tränen in den Augen und versuchte mich umzustimmen. Ich nahm sie in den Arm, drückte sie ganz fest an mich und flüsterte ihr ins Ohr, dass es für uns alle das Beste sei und sie nicht alleine sein werde. Als sich Sara in ihr Zimmer zurückzog, kam Nic zu mir, nahm mich in den Arm und fragte, ob ich mir das auch gut überlegt hätte. Ich hatte es mir sehr gut überlegt und antworte: „Nic, ich habe schon ein Kind verloren. Ich muss jetzt Sara schützen damit sie sich wieder erholt. Hier gibt es keine Möglichkeit für sie, zur Ruhe zu kommen.“ Mir war ganz flau vom Gefühl und zum Heulen.

In den nächsten Tagen studierte ich jede Wohnungsannonce, um für beide Kinder eine Wohnung zu bekommen. Sie sollten in der Nähe der jetzigen Wohnung sein, damit sie auch ihre Freunde weiterhin in ihrer Nähe hatten. Für Sara ergab sich ein tolles Wohnungsangebot. Fünf Minuten von unserer Wohnung entfernt. Eine Zweieinhalbzimmerwohnung mit Küche. Die Vermieter wohnten mit in dem Haus und waren von Sara begeistert. Sara konnte sofort einziehen und sie unterschrieb den Mietvertrag.

Innerhalb einer Woche zog Sara in ihre neue Wohnung. Mit Marc hatte ich nicht so ein Glück. Ich hatte mehrere Wohnungen zur Besichtigung terminiert, doch mein Sohn kam nicht zu diesen Terminen und stellte sich stur. Da unsere Wohnung zum ersten des kommenden Monats vermietet war, wusste er, dass ihm nicht mehr viel Zeit blieb, um eine neue Unterkunft zu bekommen, doch er ignorierte es und wollte es darauf ankommen lassen. Nachdem Sara ein paar Nächte in ihrer neuen Wohnung verbracht hatte, gestand sie Nic und mir, das sie schon lange nicht mehr so gut geschlafen hätte. Ich war erleichtert, das sie ihr neues Zuhause so gut annahm.

Drei Tage vor unserem eigenen Umzug kam Marc abends nach Hause und war sehr aggressiv. Er drohte mir, dass er in der Wohnung bleiben würde und ich zusehen müsste, wo die Nachmieter untergebracht werden. Ich versuchte es noch im Guten mit Marc, dass er erst mit uns in die neue Wohnung zieht und wir in Ruhe für ihn nach einer Wohnung schauen. Er schrie mich an, rannte wirr hin und her und plötzlich lief er zu Haustüre und schlug sie hinter sich zu. Sein Haustürschlüssel lag auf dem Tisch. Das war der Moment, wo ich Marc nicht mehr in die Wohnung ließ. Er stand draußen und rief, ich solle ihn wieder hereinlassen, doch ich blieb stark und ließ in nicht mehr in die Wohnung. Unterschlupf fand er bei seinem besten Freund. Ich räumte mit Nic Marcs Sachen in Kartons und stellte sie nach unten in den Heizungskeller.

Die Matratze wurde in Folie gepackt und das Bettgestell auseinandergeschraubt und in den Heizungskeller dazugestellt. Beim Aufräumen des Zimmers fanden wir viele Medikamente, die Marc hätte einnehmen müssen, aber einfach versteckt hatte. In dieser Zeit funktionierte ich nur noch und achtete darauf, dass es meiner Tochter so weit gut ging und meine Beziehung nicht auseinanderbrach. Unser Umzug ging komplikationslos und zügig in die neue Wohnung. Ab da hatte mein Sohn Marc den Kontakt zu mir komplett abgebrochen. Da er regelmäßigen Kontakt zu seinem Vater und seiner Großmutter hatte, wurde ich auch regelmäßig von meinem Ex-Mann informiert, wie es Marc ging. Ich litt darunter, dass wir keinen Kontakt hatten, und gab mir die Schuld dafür. Ich nahm Kontakt zu seinem besten Freund auf und bat ihm, sich um Marc zu kümmern, und wenn er etwas benötigte wie Kleidung, Nahrung oder Zigaretten, ihm das zu kaufen und ich überweise den Betrag auf sein Konto. Leon war damit einverstanden und versprach mir, sich um Marc zu kümmern.

Der Gang nach Canossa

Auf der Arbeit standen einige Veränderungen an. Die Geschäftsleitung Herr Schlächt informierte die Führungskräfte, dass eine Fusion mit einigen Krankenhäusern in der Zukunft angedacht wird. Um diese Neuigkeit ausführlich zu besprechen, würden die Einrichtungsleitungen, Pflegedienstleitungen und Leitungen des Managements zu einem Wochenendmeeting eingeladen. Herr Schlächt organisierte die Hotelzimmer und den Meetingraum. Alle Teilnehmer trafen sich am Freitagmorgen für der Verwaltung, wo ein Kleinbus gechartert wurde, um uns alle zum Meetingort nach Spiekeroog zu bringen. Der Geschäftsführer und der Prokurist fuhren mit ihren eigenen Autos. Auf der Fähre zur Insel trafen wir uns. Dort angekommen wurden wir von Herrn Schlächt den Hotels zugewiesen. Nachmittags trafen wir uns in dem Meetingraum, wo uns Leitungskräften das Programm für das Wochenende vorgestellt wurde. Unsere Aufgaben bekamen wir mit den Unterlagen an die Hand. Die Einrichtungsleitungen und Pflegedienstleitungen sollten anhand eines selbst entworfenen Organigramms und erstellten Statistiken die Einrichtungen, in denen sie tätig waren, vorstellen. Den ersten Teil der Moderation übernahm die Einrichtungsleitung und den zweiten Teil die Pflegedienstleitung. Isabell, die Einrichtungsleitung aus meinem Haus, und ich wurden einer Flipchart zugewiesen und hatten die Aufgabe, dass die anderen Teilnehmer anhand unserer Demonstration und Moderation Kenntnis über diese Pflegeeinrichtung bekamen. Isabell war für die Statistiken zuständig und ich für die Bewohner mit den Pflegestufen und das Pflegepersonal, das eingesetzt werden konnte.

Isabell und ich machten uns an die Arbeit und tauschten uns aus, wie wir unsere Pflegeeinrichtung darstellen. Wir hatten gute Ideen und brachten sie zu Papier. Dann gingen wir alles noch einmal durch und waren mit unserem Ergebnis sehr zufrieden. Am Abend sollte das Ergebnis unserer Arbeit vorgestellt werden.

Nach einer Mittagspause trafen wir uns alle wieder im Meetingraum. Wir nahmen an den Konferenztischen Platz und warteten auf die Geschäftsführung, die kurze Zeit später den Raum betrat. Ich war natürlich nervös und aufgeregt und wollte auch mit einem guten Ergebnis aus dem Meeting gehen. Herr Schlächt eröffnete den zweiten Teil des Tages und bat zwei Mitteilnehmerinnen nach vorne zu kommen und ihre Einrichtung zu präsentieren. Beide gingen zu ihrer Flipchart und stellten ihre Einrichtung vor. Beide waren sehr nervös, versuchten aber, Ruhe zu bewahren. Herr Schlächt warf öfter Fragen in den Raum und übte Kritik an den beiden Frauen. Ich hatte schon Grummeln im Bauch und kein gutes Gefühl.

Isabell warf mir einem Blick zu, der mir zu verstehen gab, dass es ihr genauso ging. Nach der Moderation wurde von dem Geschäftsführer auf die Fehler hingewiesen, aber auch darauf, was den beiden gut gelungen war. Wir applaudierten den beiden Moderatoren zu und sie setzten sich erleichternd auf ihre Stühle.

Herr Schlächt machte in der Runde darauf aufmerksam, dass es darauf ankäme, souverän und professionell rüberzukommen. Ich dachte nur, der Chef spinnt, der ist vielleicht gut, wenn man so etwas noch nie gemacht hat in dieser Form, woher soll diese Sicherheit kommen?

Herr Schlächt rief Isabell und mich auf, nach vorne zu kommen und unser Haus zu repräsentieren. Zuerst lief es bei uns recht gut, Isabell ließ sich ihre Nervosität nicht anmerken. Der Geschäftsführer kritisierte sie auch und ließ kein gutes Haar an ihr. Er äußerte mehrmals, „das reicht mir nicht und da muss noch mehr an Information kommen“. Er wurde ungehalten. Dann kam mein Part. Ich stellte mich an die Flipchart und präsentierte die Pflegestufen und die Mitarbeiter aus der Pflege, die nach den Pflegestufen eingestellt wurden.

Plötzlich stand Herr Schlächt hinter mir, riss meine Schulten nach hinten, haute mir auf den Rücken und überstreckte meinen Kopf nach hin. Dann schrie er mich an: „Nehmen Sie Haltung an und sprechen Sie lauter.“ Dann setzte er sich wieder hin.

Mir wurde schwindelig und die Teilnehmer starrten mich an. Ich war so geschockt, doch es gelang mir, mich zu fangen. Dann brachte ich diese Präsentation zu Ende. Ich setze mich auf meinen Stuhl und schaute auf den Tisch. Ich fühlte mich gedemütigt und schämte mich. Nach dem Meeting verließ ich schnell den Saal, rannte in mein Hotelzimmer und heulte hemmungslos. Dann rief ich Nic an und erzählte ihm, was passiert war. Er versuchte mich zu beruhigen, doch er selbst war über das Geschehene aufgebracht und wollte mich holen. Doch ich winkte ab und entschied das durchzustehen und mir nichts anmerken zu lassen. Nach unserem Gespräch ging ich ins Bad, holte mir einen Waschlappen und kühlte meine Augen. Zwei Teilnehmer und Isabell suchten mich auf, um mich zu trösten. Das war nett von ihnen, aber diese Verletzung saß tief und war für mich fast unerträglich. Ich hatte das Gefühl, mein Gesicht verloren zu haben.

Am letzten Tag versuchte ich der Geschäftsführung aus dem Weg zu gehen. Alle Teilnehmer waren über das Verhalten von Herrn Schlächt geschockt, sagten aber nichts. Als ich wieder zu Hause war und Nic sich das noch mal von mir erzählen ließ, fasste ich danach den Entschluss, mir einen neuen Arbeitsplatz zu suchen. Sofort setzte ich mich hin und schrieb Bewerbungen. Nic suchte einen Freund auf, der Anwalt war, und erzählte ihm, was mir passiert war. Markus war entsetzt und sagte, das solle ich so nicht stehen lassen, dieser Mensch dürfe nicht weiter in so einer Funktion arbeiten. Er rief mich an und versuchte mich zu überreden, Anzeige gegen diesen Mann zu erstatten. Die Mitarbeiter von der Mitarbeitervertretung empfahlen mir, sich an den Vorstand zu wenden, so etwas könne man nicht so hinnehmen. Doch ich war seelisch nicht in der Lage, diesen Stress durchzustehen. Ich hatte schon so viele Federn gelassen und wollte nur raus aus diesem Arbeitsverhältnis. Zeitnah bekam ich eine Einladung zum Vorstellungsgespräch.

Nach diesem Gespräch wurde ich vier Tage später noch einmal von dem Geschäftsführer der Pflegeeinrichtung eingeladen. Wir unterhielten uns und er signalisierte Interesse, mich einzustellen.

Wir einigten uns darauf, dass ich beim jetzigen Arbeitnehmer versuchen würde, einen Auflösungsvertrag zu bekommen. Ich wollte meinem neuen Arbeitgeber sofort informieren, wenn es klappt. Ich fuhr nach Hause und setzte ein Schriftstück auf mit der Bitte um meinen Auflösungsvertrag. Am nächsten Tag suchte ich die Verwaltung auf und verlangte ein Gespräch mit der Geschäftsführung. Herr Roche, die Leitung der Pflegeverwaltung, ging zum Geschäftsführer Herrn Schlächt und sagte Bescheid, dass ich ihn sprechen wollte. Nach einer kurzen Wartezeit kam Herr Schlächt zu mir und bat mich in sein Büro. Ich nahm auf dem angebotenen Stuhl Platz und der Geschäftsführer verschanzte sich hinter seinem Schreibtisch, sodass wir uns gegenübersaßen. Ich kam schnell zu meinem Grund, warum ich das Gespräch mit ihm wollte.

Ich erklärte nur kurz, dass ich um einen Auflösungsvertrag bitte, und legte ihm meine Kündigung auf dem Tisch. Er war verblüfft und zugleich verärgert. Er sah mich an und sagte fast störrisch: „Nein, Frau Spangenberg ich, stelle keinen Auflösungsvertrag aus. Sie bleiben hier, dann trenne ich mich lieber von Frau Lehn (Isabell)."

Ich musterte ihn und dachte mir, ist der verrückt? Was meint er, wer er ist? Mit dieser Antwort hatte ich auch nicht gerechnet und sagte ihm nur: „Herr Schlächt dann möchte ich bitte zum nächstmöglichem Termin kündigen", und verabschiedete mich.

Im Wagen saß Nic und er sah mir schon an, dass es nicht gut gelaufen war. Ich war entnervt und schilderte, wie die Geschäftsführung darauf reagiert hatte.

Nic gab nur einen Kommentar ab, und zwar: „Es reicht. Wir fahren zum Markus und lassen ihn als Anwalt diese Angelegenheit in die Hand nehmen."

Nic telefonierte mit dem Anwaltsbüro und machte für den Nachmittag einen Termin für uns. Ich erzählte Markus, was vorgefallen war und dass ich um einen Auflösungsvertrag gebeten hatte.

Markus war spezialisiert für Arbeitsrecht und erklärte mir,

nachdem er alles erfahren hatte, wie er vorgehen würde. Ich war mit seiner Vorgehensweise einverstanden und Markus wollte mit dem Geschäftsführer erst einmal ein Telefonat führen, um die Angelegenheit über einen diplomatischen Weg aus der Welt zu schaffen. Nic und ich fuhren nach Hause und warteten auf eine Rückmeldung von Markus. Zu Hause rief ich umgehend meinen neuen Arbeitgeber an und informierte ihn über den aktuellen Stand. Er hörte meine Verzweiflung am Telefon und beruhigte mich: „Frau Spangenberg, ich möchte Sie gerne als Pflegedienstleitung für unsere Unternehmen gewinnen und wenn Sie den Auflösungsvertrag nicht bekommen, dann haben Sie ja gekündigt und wir stellen Sie dann ein. Ich werde die Arbeitsverträge ausstellen und Ihnen zukommen lassen."

Darüber war ich sehr dankbar und es war für mich beruhigend, dass ich diese Arbeitsstelle bekam.

Markus, unser Freund und Anwalt, rief spät abends bei uns an und wollte, dass wir am nächsten Tag in sein Büro kommen, er hatte Neuigkeiten für uns. Wir waren pünktlich am nächsten Tag in der Anwaltskanzlei und mussten ein wenig warten, da Markus noch ein Telefongespräch führte. Dann kam er aus seinem Büro mit hochrotem Kopf und begrüßte uns. Er bat uns, schon mal in sein Büro zu gehen, er müsse noch mit dem Gericht sprechen und wäre gleich da.

Nic meinte zu mir: „So wütend habe ich Markus noch nicht gesehen. Da scheint ja jemand ihm zu sehr auf den Fuß getreten zu sein."

Ich hatte Markus auch noch nie so gesehen. Aber ich hatte mit ihm als Anwalt auch noch nie zu tun gehabt. Als Freund war er eigentlich ein lustiger Typ.

Dann kam Markus endlich ins Büro und setzte sich zu uns. Er schaute kurz aus dem Fenster, schaute uns dann an und schimpfte er los: „Der Geschäftsführer, Alice, ist so unverschämt, dass ich einen anderen Weg gehen musste."

Er erzählte uns, was sich Herr Schlächt erlaubt hat. Markus hatte ihn angerufen und ihm erklärt,warum er als Anwalt für mich tätig wurde. Auch seine Forderung um einen Auflösungsvertrag versuchte er diplomatisch mit Herrn Schlächt zu sprechen. Der Geschäftsführer lachte nur am Telefon und meinte zu Markus: „Wer sind Sie denn, dass Sie Forderungen stellen“, und legte auf.

Kurz bevor wir bei ihm zum Termin kamen, hatte Markus schon Kontakt mit der Rechtsabteilung des Unternehmens, in dem ich zurzeit noch beschäftigt war, aufgenommen. Markus‘ Forderungen waren sehr klar. Er informierte die zuständige Abteilungsleitung der Rechtsabteilung über den Vorfall zwischen mir und Herrn Schlächt. Dann kamen seine Forderungen: Sollte der Auflösungsvertrag nicht am nächsten Tag bei ihm auf dem Tisch liegen, würde er als mein Anwalt das Bistum, den Aufsichtsrat und die Zeitung über diesen Vorfall informieren und eine Anzeige würde erstattet. Die Schreiben für das Bistum und für die Zeitung seien erstellt und absendebereit in der Postbox. Der Abteilungsleiter bat um Bedenkzeit und würde sich melden. Markus war aber nicht mehr bereit zu warten, was er ihm auch zu verstehen gab. Dieser Übergriff mir gegenüber müsste eigentlich angezeigt werden, sagte Markus dem Abteilungsleiter von der Rechtsabteilung. Mich regte das Ganze wieder ziemlich auf und ich wollte nicht, dass es vor Gericht ging. Markus nahm mich in den Arm und versuchte mich zu beruhigen. Er versprach bis morgen früh zu warten,.Sollte der Auflösungsvertrag nicht bei ihm vorliegen, gehen die Briefe raus.

Nic und ich verabschiedeten uns von Markus und fuhren nach Hause. Ich war nervös und aufgeregt und hatte nur den Wunsch, dort nicht mehr zu arbeiten.

Am nächsten Morgen fuhren Nic und ich in die Stadt um auf andere Gedanken zu kommen. Wir setzten uns in ein Café und bestellten uns etwas zu trinken. Als unser Milchkaffee und Kaffee von der Bedienung gebracht wurden, ging mein Handy.

Markus war dran und trällerte fröhlich: „Wer sagt es denn? Geht doch, der Auflösungsvertrag liegt vor und du kann deine neue Arbeitsstelle antreten.“

Ich bedankte mich herzlich für die gute Nachricht und versprach ihm, dass er eine große Schüssel Baileys Creme bekommt, was er als Dessert so gerne aß. „Nur für dich“, sagte ich glücklich. Dann lachten wir beide. Das war für mich eine große Erleichterung und ich rief umgehend meinen neuen Arbeitgeber an, der sich auch darüber freute, dass ich so schnell anfangen konnte.

Ungefähr zwei Jahre später erfuhr ich von einer Bekannten, dass der Aufsichtsrat dahintergekommen war, was Herr Schlächt mit mir gemacht hatte, und er musste sofort den Arbeitsplatz räumen. Gottes Mühlen mahlen langsam, aber gerecht.

Die Zeit ohne meinen Sohn

Nic und ich lebten uns sehr schnell in unserer neuen Wohnung ein. Sara genoss ihre Eigenständigkeit mit ihrer Wohnung in vollen Zügen. Nic gefiel es auch sehr, dass er in der Nähe seiner Freunde war. Ich versuchte zur Ruhe zu kommen und meinen strukturierten Alltag wieder aufzunehmen, was mir auch gelang. Aber seelisch war ich angeschlagen und dachte viel an Marc. Sara war viel bei uns am Wochenende und ich fuhr auch in der Woche zu ihr. So war alles im grünen Bereich, was meine Tochter und meine Beziehung zu Nic betraf, aber der fehlende Kontakt zu meinem Sohn belastete mich sehr. Nic und ich fühlten uns wohl in unseren neuen vier Wänden und freuten uns über die nette Nachbarschaft.

Zwischenzeitlich telefonierte ich mit Marcs Freund Leon und mit meinem Ex-Mann, um zu erfahren wie es Marc ging. Beide versicherten mir, dass es ihm gut ginge und ich mir keine Sorgen machen müsse. Marc hatte mittlerweile auch eine Wohnung und wohnte gar nicht so weit von uns entfernt. Mich beruhigte das zum Teil, aber glücklich war ich nicht mit der Situation. Na ja, aber das Leben geht weiter und ich wünschte mir innig, dass es irgendwann wieder eine Möglichkeit gibt, einen Kontakt zu Marc aufzubauen. Sara und ich hatten fast täglichen Kontakt und wir sahen uns sehr oft. Sie lebte durch ihre eigene Wohnung richtig auf und sagte mir, dass das eine sehr gute Entscheidung von mir war. Durch meine Arbeit und unseren großen Bekanntenkreis waren wir viel unterwegs und ich entsprechend abgelenkt, um nicht soviel darüber nachzudenken.

Ich hatte zu diesem Zeitpunkt noch eine Sorge. Meine Schwester Andrea ging es mit ihrer Krebserkrankung schlechter. Sie musste öfters ins Krankenhaus und die Abstände der Krankenhausaufenthalte wurden kürzer. Meine jüngere Schwester Anna und auch ich ahnten, was die Zukunft bringen wird, und ich hatte einfach Angst um meine Schwester Andrea. So oft ich konnte, besuchte ich sie und lud sie auch zu uns nach Hause ein. Wir holten sie ab und brachten sie nach Hause, wenn ihr Mann arbeiten war. Da unsere Gegend sehr bewaldet und bergig war, hatte sie das Gefühl im Allgäu zu sein, und das genoss sie.

Als ich meine Schwester eines Tages besuchte, erzählte ich ihr, dass wir einen Hund bekommen. Sie war begeistert und freute sich schon auf unseren Familienzuwachs. Von unserem befreundeten Ehepaar war die Hündin trächtig und sollte bald ihre Welpen bekommen. Da wir einen engen Kontakt mit ihnen pflegten, waren wir mit die ersten, die erfuhren, dass ihre Hündin ihre Welpen bekam. Am nächsten Tag waren wir schon vor Ort und sahen dreizehn Welpen kerngesund in der Wurfkiste liegen. Da ging einem das Herz auf, die kleinen ja eigentlich winzigen felligen Knäule zu sehen, wie sie aufeinander liegen und sich zusammenkuscheln. Nick wollte gerne aus diesem Wurf einen Rüden, den er auch schnell anvisiert hatte. Als wie zu Hause angekommen und noch ganz benommen von diesem Ereignis waren, sagte Nic zu mir: „Der Kleine dunkle Rüde gefällt mir schon sehr gut, aber ich muss erst schauen ob er wirklich der richtige ist."

Ich lächelte insgeheim und dachte nur: Er ist es, du hast dich schon verguckt in dieses kleine Fellknäuel, du weißt es nur noch nicht.

Schon nach einer Woche war Nic hin und weg von seinem kleinen Rüden und einen Namen hatte er auch schon: „Dali". Wir hatten Dali schon nach vier Wochen stundenweise bei uns zu Hause. Es war goldig anzusehen, wie Dali auf der Brust von Nic lag und die beiden ein Mittagsschläfchen hielten. Nic war ganz vernarrt in Dali, und ich natürlich auch. Er war doch jetzt unser behaartes Kind und bekam auch alle Aufmerksamkeit auch von unserem hochbetagten Perserkater.

Meine Schwester Andrea war ganz verzückt, als sie Dali sah, und konnte gar nicht aufhören, ihn zu knuddeln. Ich machte Andrea den Vorschlag, sich um Dali zu kümmern, wenn wir arbeiten müssen. Sie war begeistert und wir vereinbarten zwei Tage in der Woche. Ich hatte ein schönes Gefühl, Andrea so zu sehen, wie sie auflebte und sich wieder auf Dali so freute. Da die Hündin dreizehn Welpen zur Welt gebracht hatte und alle ziemlich schnell einen Besitzer gefunden hatten, trafen sich die Welpenhalter und auch unsere Freunde mit dem Muttertier jeden Sonntag zu einem gemeinsamen Spaziergang. Mit Rücksprache der anderen Halter lud ich meine Schwester Andrea zu den sonntäglichen Spaziergängen mit ein. Andrea hatte Spaß und konnte für eine Zeit ihre Erkrankung vergessen. Ich hatte auch die Idee, Andrea von diesem Wurf einen Welpen zu geben, da sie sich in einen kleinen Rüden verguckt hatte. Mein Schwager legte mir nah, ihr das nicht vorzuschlagen, da sie auch schlechte Tage hatte, an denen sie nur im Bett lag und zu schwach war aufzustehen. Also blieb es dabei, dass Dali ihr zweimal in der Woche zum Liebkosen und Knuddeln zu Verfügung stand.

Meine Schwester in ihrer letzten Lebensphase

An einem Sonntag, es war wieder Treffen der Welpen, wartete ich auf meine Schwester und meinen Schwager. Sie waren beide schon in der Welpengruppe integriert. Als sie auf den Parkplatz fuhren und ich ihnen entgegenkam, sah ich, dass irgendetwas nicht stimmte. Andrea hatte Probleme, aus dem Auto auszusteigen. Ich eilte herbei, um ihr zu helfen, und fragte, was los sei. Sie sah mich an und sagte: „Ich habe mich den gestrigen Tag nur übergeben und konnte nichts bei mir behalten, ich fühle mich so schwach.“

Ich war sehr besorgt, meine Schwester so zu sehen. Andrea wollte aber so gerne die Welpen sehen und ich half ihr aus dem Wagen. Mein Schwager und ich stützen sie, führten sie zu den Welpen und setzten sie auf einen bequemen Stuhl. Ihre Augen leuchteten, als sie die Rasselbande um sich hatte und sie genoss es. Lange hielt sie es aber nicht aus und sie musste sich wieder übergeben. Mein Schwager und ich führten sie zurück zum Auto und sie fuhren nach Hause. Mir war in diesem Moment klar, dass sie nicht mehr viel Zeit hatte und bald sterben würde. Alles zog sich in mir zusammen und ich wollte es nicht wahrhaben. Sie war doch erst 51 Jahre, das konnte doch nicht sein.

Ich besuchte meine Schwester, so oft es ging. Mit meinem Schwager klärte ich ab, dass ich vorher anrufen würde, ob sie Besuch empfangen könne oder der Allgemeinzustand so schlecht war, den Besuch auf einen anderen Tag zu legen. Nic war immer an meiner Seite und ging auch mit, wenn ich meine Schwester besuchte. Dafür war ich ihm sehr dankbar, zumal Andrea ihn auch so gut leiden konnte.

Andrea wurde immer dünner. Das Essen konnte sie nicht mehr bei sich behalten und es wurde ihr eine Magensonde durch die Bauchdecke gelegt. Sie verlor über 30 Kilo und lag auf dem Sofa. Anna besuchte Andrea so oft sie konnte. Sara leistete Andrea Gesellschaft, wenn wir durch Termine verhindert waren.

Als ich eines Tages zu Andrea fuhr, erzählte sie mir, dass Marc sie besucht habe und auch nächste Woche wieder vorbeikommen wolle. Ich freute mich so sehr über die Botschaft, dass mir die Tränen kamen. Andrea sagte mir, dass sie sich sehr über Marcs Besuch gefreut habe und sich auf den nächsten Besuch von ihm freue. Ich streichelte ihr über die Wange und sagte zu ihr: „Weißt du, das ist Familie, da kann man sich drauf verlassen", und nahm sie fest in den Arm.

Sie nickte und meinte nur zu mir: „Schwester, ich möchte wieder gesund werden und nicht sterben."

Ich antwortete: „Andrea, du bist hier und wir werden nicht einfach aufgeben, sondern dagegen angehen."

Die ganze Familie und auch mein Vater waren im täglichen Austausch mit Andrea oder mit meinem Schwager. Die folgenden Wochen waren wie eine Berg- und Talfahrt. Wir wollten unsere Schwester und auch Tochter nicht verlieren und der Gedanke daran machte uns verrückt vor Sorgen.

An einem Samstag wollte ich Andrea besuchen und rief meinen Schwager an. Er sagte nur: „Komme bitte nicht vorbei, Andrea geht es sehr schlecht. Ich werde dich anrufen, wenn was ist."

Ich war geschockt und konnte mit dieser Information nicht umgehen. Ich lief aufgewühlt und hektisch in der Wohnung umher. Nick versuchte mich zu beruhigen und wir gingen mit Dali in den Wald spazieren. Ich beruhigte mich langsam, aber der Gedanke, meine Schwester zu verlieren, machte mich so hilflos.

Am nächsten Tag gingen Nic und ich zum Hundewelpentreffen und trafen uns nach dem Training auf einen Kaffee. Plötzlich ging mein Handy und meine Nichte war am Telefon. Sie sagte mit gedämpfter Stimme: „Alice, Mama ist im Krankenhaus und liegt im Sterben, komm bitte." Ich antwortete kurz: „Ich komme."

Dann war das Telefonat beendet und ich war wie versteinert und konnte auch nichts sagen. Nic kam zu mir und er wusste sofort, was los war. Er nahm mich in den Arm und führte mich zum Auto. Dann gab er den Hundebesitzern nur die Nachricht, dass wir sofort ins Krankenhaus müssen, da sich der Zustand von Andrea zunehmend verschlechterte. Im Krankenhaus hatte ich das Gefühl, dass mir die Luft wegblieb, und ich drückte Nics Hand sehr fest. Dann betraten wir das Krankenzimmer meiner Schwester. Die Freunde von Andrea waren schon da und hatten sich um das Krankenbett versammelt. Ihre Tochter und ihr Mann hielten ihre Hand. Andrea lag in dem Bett und ich sah auf Anhieb, dass sie sich schon auf die Reise gemacht hatte. Ihr Körper lag regungslos im Bett und nur noch die Atmung zeigte, dass sie noch lebte. Ich empfand in diesem Moment nichts, einfach nichts, und funktionierte nur. Sie lag in ihrer Schnappatmung mit den Pausen die immer länger wurden. Ich starrte auf ihr Gesicht und ihre Atmung und wartete auf den Augenblick, dass sich die Atmung ganz einstellte.

Dann war es so weit. Mein Schwager gab mir ein Zeichen, die Krankenschwester zu holen, was ich auch tat. Aber was ich danach dachte und fühlt,e kann ich gar nicht beschreiben. Ich wollte irgendwo hin, nur nicht da sein, wo ich jetzt war, und schloss meine Augen. Ich wollte es nicht wahrhaben, dass Andrea nicht mehr bei uns war und auch mein Vater stand hilflos und völlig geschockt an ihrem Bett, streichelte ihre Wange und hörte gar nicht mehr auf. Er wirkte wie ein Autist und ich konnte dieses Bild nicht ertragen. Ich ging zu ihm und nahm seine Hand. Dann sah er mich an und schüttelte nur seinen Kopf und in seinen Augen sah ich nur Verzweiflung. Vor zwei Jahren hatte er seine Frau an Krebs verloren, jetzt eines seiner Kinder, das war erschütternd und meinem Vater sah man es an. Ich konnte nicht mehr und musste aus diesem Zimmer, um mich wieder einigermaßen zu fangen. Nic wich mir nicht von der Seite.

Als wir auf dem Gang waren, kam meine jüngere Schwester mit ihrem Mann. Sie hatte es nicht früher geschafft. Den Sohn von Andrea war auch noch unterwegs. Anna blieb bei uns und wollte nicht ins Zimmer. Ich informierte Sara und sagte, dass wir uns später bei Anna zu Hause treffen wollten, um meinen Vater zu stützen und damit auch wir mit diesem Schicksal erst mal nicht alleine waren. Es war eine gedrückte Stimmung und die Gespräche unter uns waren monoton. Nachdem wir uns wieder so weit im Griff hatten, fuhr jeder nach Hause und ich wollte zu Ruhe kommen. Die folgenden Tage waren schlimm für uns alle. Auf der Beerdigung kamen viele Menschen aus dem Verwandtschaftskreis, Bekannte, Nachbarn und ehemalige Kollegen. Auch mein Sohn kam mit meiner jüngeren Schwester. Wir grüßten uns mit einem Kopfnicken, sprachen aber nicht miteinander. Eine schlimme Situation für mich, die bei mir noch lange in Erinnerung war. Ich schlief nachts schlecht und hatte immer wieder den gleichen Traum.

Ich betrat ein Zimmer, wo meine Schwester Andrea auf dem Boden an der Wand lag, meine Mutter als Wölfin über Andrea gebeugt. Ich sagte vorwurfsvoll zu meiner Mutter: „Warum hast du nicht auf Andrea aufgepasst, warum?“ Meine Mutter hob ihren Kopf und drehte ihn seitlich zu mir. Sie sagte nichts, sondern fletschte ihre Zähne und knurrte mich an. Ihre Augen sahen gefährlich aus und ich bekam Angst. Sofort verließ ich dieses Zimmer.

Und dann wurde ich wach. Dieser Traum verfolgte mich bestimmt ein halbes Jahr, es war immer wieder der gleiche. Da mich das sehr belastete, sprach ich mit meinem Vater darüber. Doch er konnte es nicht verstehen, da er seine Frau immer als lieb und warmherzig empfunden hatte.

Irgendwann hörten diese Träume auf, nachdem ich meiner Mutter an ihrem Grab gesagt hatte, dass sie Andrea ja jetzt bei sich habe und dass sie mich endlich in Ruhe lassen solle.

Der Tod meiner Schwester machte mir sehr zu schaffen und ich konnte in der ersten Zeit ihre Grabstätte nicht besuchen. Der Schmerz, sie verloren zu haben, machte mich sehr traurig.

Das Leben geht weiter

Noch Monate später hatte ich das Gefühl, ich müsste Andrea mal anrufen und fragen, wie es ihr geht. Doch im gleichen Moment war die Realität, dass sie nicht mehr da war, präsent. Die WhatsApp-Nachrichten, die wir uns immer geschrieben hatten, hatte ich noch in meinem Handy und las sie immer wieder durch. Diese Trauer in mir hielt lange Zeit an. Ich versuchte mich abzulenken und arbeitete wie eine Besessene. Mit der Zeit fing ich an, mich mit der Situation auseinanderzusetzen. Aber es war so schwer, es anzunehmen, dass sie nicht mehr da war. Wenn ich stark genug war, besuchte ich ihre Grabstätte, um zu realisieren, dass Andrea nicht mehr unter uns war. Mein Vater sprach kaum über Andrea. Er hatte den Tod meiner Mutter schon nicht verkraftet und ich weiß nicht, wie er Andreas Tod realisierte. So versuchte jeder einen Weg zu finden, um damit irgendwie zurechtzukommen.

Mein Schwager, meine Nichte und mein Neffe zogen sich von der Familie etwas zurück. Wir hatten telefonischen Kontakt, aber wir sahen uns selten. Für mich war es schon eine Umgewöhnung. Unsere Familie wurde immer kleiner und es wurde mir bewusst, wie vergänglich alles war. Meine Gedanken fokussierten sich auf meine Kinder und mir wurde bewusst, wie sehr ich meinen Sohn vermisste. Keinen persönlichen Kontakt zu ihm zu haben und nur über dritte zu erfahren, wie es ihm ging, machte mir schwer zu schaffen. Doch ich hielt daran fest, dass es irgendwann wieder anders sein würde und wir wieder Kontakt hatten. Ich entschloss mich, einen Psychologen aufzusuchen, um dieses Trauma zu bearbeiten. Zum Glück bekam ich zeitnah einen Termin bei der Psychologin, die mich schon kannte und mit der ich mich sehr gut austauschen konnte. Diese Ärztin begleitete mich auch in der Sterbephase meiner Mutter und kannte aus diesem Grund auch die Familienverhältnisse.

In dieser Therapiezeit ging es mir anfangs sehr schlecht und ich kam oft an meine Grenzen. Aber je mehr ich mich mit der Situation auseinandersetzte desto besser wurde es. Es wurde mir klar, dass ich das Geschehene nicht rückgängig machen konnte und eine Einstellung finden musste, um mein Leben wieder in den Griff zu bekommen. Es würde ein langer Weg sein, aber ich wollte daran arbeiten. damit es mir wieder besser ging. Also, den Hintern zusammenkneifen und los. Es wird keinem etwas geschenkt, man muss dafür hart an sich arbeiten, um auch hinterher den Erfolg zu haben. Diesen Erfolg hatte ich immer vor Augen und das hatte mich nach vorne gebracht. Somit kam so langsam wieder etwas mehr Ruhe in mein Leben. Nic war immer da und stützte mich. Ich fing wieder an, etwas positiver in die Zukunft zu schauen, was auch mich stärkte. Die Angelegenheit mit meinem Sohn wurde erst einmal nach hinten gestellt, da die Psychologin dazu riet. Man kann nicht zwei so große Probleme gleichzeitig bearbeiten. Immer wieder brauchen die Seele und der Geist eine Pause, um die Ereignisse und Erfahrungen zu verarbeiten. Ich hielt mich fest an diese Regel und das war auch gut so.

Nach einem halben Jahr Therapie fand ich wieder in meinen Alltag zurück und konnte die einen und anderen Momente wieder genießen. Der Alltag hatte mich wieder und ich war motiviert, alles daran zu setzen, dieses Gefühl auch zu behalten. Das zeigte sich auch bei meiner Arbeit. Ich motivierte meine Mitarbeiter, mit dieser positiven Einstellung mitzuziehen. Dadurch hatten wir eine gute Stimmung in der Einrichtung. Mein Job bedeutete mir viel und ich ging gerne zur Arbeit. Menschen, mit denen ich regelmäßigen Kontakt hatte, sagten mir, dass man es merken würde, dass ich in meinem Beruf aufgehe. Ja, das stimmte. Ich war mit Herz und Seele dabei.

Meine Kollegin und ich leiteten ein große Pflegeeinrichtung von 300 Bewohnern mit unterschiedlichen Erkrankungen. Es gab einen Bereich mit Beatmungs- und Wachkomapatienten, ein Bereich war spezialisiert auf psychisch veränderte Menschen mit Suchthintergrund und Menschen, die demenziell verändert waren. Es war schon eine anspruchsvolle Aufgabe, die wir zu bewältigen hatten, und schwierige Situationen, die schnelle Lösungen verlangten. Da wir erfahren waren, trotzten wir diesem Anspruch und hatten gute Ergebnisse. Meine Tochter Sara machte ihre Ausbildung in unserer Einrichtung als Gesundheitskauffrau. Sie kam gerne und machte ihre Ausbildung sehr gut. Das gab mir ein Gefühl von Sicherheit und auch Stolz. So hatte ich eine Sorge weniger. Wenn ich etwas Zeit hatte und in mich ging, war mein Sohn Marc immer in meinen Gedanken und ich wurde unruhig. Ein bitterer Geschmack kam in mir hoch und eine große Traurigkeit. Dann versuchte ich mich schnell abzulenken um nicht das negative Gefühl von Versagen und Schuld hochkommen zu lassen. Meistens gelang es mir gut. Manchmal holte es mich so ein, dass ich mich nicht wehren konnte und ich mich zurückzog und keinen an mich heranließ. Ich schottete mich ab. Doch zum Glück waren solche Momente nicht so oft, sodass es für mich erträglich war.

Meine Tochter und ich unternahmen sehr viel miteinander, was unsere Beziehung noch mehr stärkte. Wir konnten uns aufeinander verlassen und hatten auch keine Geheimnisse voreinander. Als Sara uns zu Hause besuchte, erzählte sie mir, dass sie einen kleinen Knoten in der Brust ertastet hatte, und ich sollte mir das mal anschauen. Gesagt, getan. Ich fühlte wohl eine kleine Erhebung meinte aber zu Sara, dass es auch ein kleiner geschwollener Lymphknoten sein könne. Sara wollte einen Termin beim Gynäkologen vereinbaren. Als ich zwei Tage später in meinem Büro saß, ging bei mir das Telefon und meine Tochter meldete sich. Weinend erzählte sie mir, dass sie bei der Ärztin war und sie wegen dieses Knotens ein Ultraschall gemacht hatte. Dabei stellte sie drei Knoten fest, die ihr nicht gefielen, worauf sie Sara sofort zur Biopsie ins Krankenhaus schickte. Sie wollte meine Unterstützung und Begleitung. Ich versprach, sofort zu kommen, klärte es auf der Arbeit ab und fuhr zu meiner Tochter. Sara stand schon vor der Haustür, als ich kam. Sie stieg ins Auto und war vollkommen aufgelöst. Ich versuchte sie zu beruhigen, was mir nicht unbedingt gelang. Mir war schlecht und ich versuchte mich innerlich zu beruhigen und einen klaren Verstand zu behalten.

Am Krankenhaus angekommen suchte ich einen Parkplatz und wir stiegen aus. Sara zitterte am ganzen Körper. Ich nahm sie an die Hand und wir suchten die Station, wo meine Tochter angemeldet war. Sara und ich sprachen nicht und hielten uns fest an der Hand. Eine Pflegekraft begrüßte uns und nahm die Daten auf. Danach wurden wir in das Wartezimmer geschickt. Nach einer kurzen Wartezeit wurden wir ins Behandlungszimmer geführt. Die Oberärztin war schon da und bereitete alles für die Biopsie vor. Sara zog ihren Pullover aus und legte sich auf der Liege. Die Oberärztin erklärte in einem ruhigen und freundlichen Ton den Eingriff und meinte zu Sara, dass sie keine Angst haben muss. Sie betäubte die Einstichstelle und führte die Hohlnadel über ein Ultraschallgerät in Saras Brust zu einem der drei Knoten. Dann entnahm sie etwas Gewebe und legte es mit einer Pinzette in ein Gefäß. So ging die Ärztin mit den beiden anderen Knoten, die sich in der Brust befanden, auch vor. Nach dem Eingriff informierte uns die Ärztin, dass diese Proben zur Pathologie geschickt werden und die Ergebnisse innerhalb von zwei Tagen vorliegen. Sie gab uns einen Termin, um das Ergebnis sowie alle weiteren Maßnahmen mit uns zu besprechen.

Diese zwei Tage der Ungewissheit waren nervenaufreibend und mit Angst behaftet.

Endlich war der Tag der Besprechung da. Sara und ich saßen im Wartezimmer und sprachen kaum ein Wort. Wir waren beide sehr angespannt und hielten unsere Hände.

Dann wurden wir aufgerufen. Die Ärztin begrüßte uns und bat uns, auf den Stühlen Platz zu nehmen. Der Bericht und das Ergebnis lagen vor. Ohne große Umschweife informierte sie uns, dass alle drei Knoten gutartig seien. Sara fing vor Erleichterung zu weinen und ich hatte in dem Moment das Gefühl, dass eine Felsplatte von meinen Schultern fiel.

Die Operation

Wir besprachen den weiteren Vorgang und die Operation. Die Ärztin nahm sich viel Zeit und erklärte alles ganz genau. Die Operation wollte die Oberärztin selber vornehmen und erklärte den Vorgang, wie sie die Knoten entfernen würde. Natürlich machte ich mir Sorgen. Aber ich zeigte es nicht. Ich musste in dieser Situation für meine Tochter da sein und sie tatkräftig stärken und unterstützen. Der Operationstermin wurde zeitnah festgemacht. Das war mir nur recht und ich denke auch im Interesse von Sara.

Am Abend vor der Operation schlief ich bei meiner Tochter. Sie musste am Tag der Operation um 7:00 Uhr auf der Station sein.

Wir kamen nach einer schlaflosen Nacht auf der Station an. Sara wurde von einer Pflegekraft aufs Zimmer gebracht. Ich ging mit ins Zimmer und räumte die Utensilien und Kleidung in Saras zugewiesenen Schrank. Dann widmete ich mich meiner Tochter. Der Zugang für die Infusion wurde gelegt und sie bekam etwas zur Beruhigung. Ich zog ihr die Kompressionsstrümpfe an und half ihr, das Flügelhemd anzuziehen. Sara stand neben sich und konnte keinen klaren Gedanken fassen. Es dauerte nicht lange und sie wurde zum Operationsraum gefahren. Kurz bevor sie zum Operieren in den Raum gefahren wurde, sprach ich ihr noch Mut zu und versprach, in ihrem Zimmer auf sie zu warten.

Nach ca. drei Stunden kam meine Tochter auf die Station zurück. Noch von der Narkose etwas benommen, hörte ich sie weinen und schimpfen. Ich dachte nur noch, es ist etwas Schlimmes passiert, und rannte zu ihr. Nicht schlimmes war passiert. Sara schimpfte mit den Pflegemitarbeitern und beleidigte sie. Ich ging zu meiner Tochter und sagte mit einem barschen Ton, dass sie sofort aufhören soll mit diesem Gekeife, es wäre peinlich, sich so aufzuführen. Sofort war Sara still und schaute mich verdutzt an. Dann weinte sie leise vor sich hin. Ich entschuldigte mich bei dem Pflegepersonal.

Im Zimmer angekommen beruhigte sich Sara und fragte mich vorsichtig, ob ich auf sie wütend bin. „Nein“, sagte ich zu ihr und nahm sie in den Arm. Während ich ihr den Kopf streichelte, schlief sie ein. Ich blieb so sitzen und bewegte mich nicht, in der Hoffnung, dass sie ihren Narkoserausch ausschlief. Viele Gedanken gingen mir durch den Kopf, was ich schon mit Sara alles so erlebt hatte. Im Stillen musste ich lächeln, dieses Temperament hatte sie von mir und sie war mir so ähnlich. Als sie die Augen aufschlug, sah sie mir ins Gesicht und sagte: „Mama, schön, dass du bei mir bist.“

Ich küsste sie auf die Stirn und sagte zu ihr: „Ist doch wohl klar, dass ich an deiner Seite bin, wenn etwas ist, und daran wird sich nichts ändern, auch wenn du das Pflegepersonal beschimpfst.“ Ich fing an zu lachen. Sara sah mich ungläubig an und meinte: „War ich wirklich so frech?“ Ich nickte und sie bat mich, etwas für das Pflegepersonal zu holen, damit sie sich entschuldigen kann. Als ich am nächsten Tag ins Krankenhaus kam, hatte ich für Sara eine Tüte mit Leckereien und Kaffee mitgebracht als Entschuldigung für das Pflegeteam. Sie ging damit sofort zum Dienstzimmer, um diese unschöne Angelegenheit zu bereinigen. Das Pflegeteam freute sich über die gut gefüllte Tüte und meinte zu Sara, es wäre alles in Ordnung und sie solle sich keine Vorwürfe machen.

Die drei Knoten in der Brust waren gutartig und der Heilungsprozess der Wunde war zufriedenstellend, sodass Sara nach Hause konnte.

Die Annäherung

So langsam hatte der Alltag mich wieder und ich kam zur Ruhe. Sara hatte die OP gut überstanden und ging auch wieder arbeiten. Eines Tages, Nic und ich waren im Wald mit unserem Hund spazieren, ging mein Handy. Ich ging ans Telefon und meldete mich. Am anderen Ende der Leitung hörte ich eine sehr vertraute Stimme. Es war Marc und er begrüßte mich freundlich am Telefon mit der Frage, wie es mir geht und was wir so machen. Ich freute mich, dass sich mein Sohn bei mir meldete, und erzählte ihm, dass wir mit unserem Hund unterwegs sind. Unser Gespräch war freundlich und ruhig. Marc machte den Vorschlag, sich mal zu treffen, er würde sich freuen, uns mal wiederzusehen. Ich stimmte freudig zu und wir machten einen Termin aus.

Nic und ich fuhren einen Tag später zu Marc und besuchten ihn. Er hatte eine kleine Wohnung, die er mit Hilfe seines Vaters eingerichtet hatte. Ich nahm meinen Sohn fest in die Arme und konnte dieses schöne Gefühl kaum fassen. Endlich hatte ich wieder Kontakt zu ihm. Ich schwebte auf Wolke sieben und war sehr aufgeregt. Nic nahm meine Hand und versuchte darüber, mich ein wenig zu beruhigen. Der Nachmittag bei Marc war harmonisch und schön. Wir wollten uns jetzt regelmäßiger treffen, um in Kontakt zu bleiben.

Auf dem Nachhauseweg sprachen Nic und ich über das Treffen mit Marc. Nic war nicht so euphorisch wie ich, eher etwas vorsichtig. Er gab mir zu verstehen, dass Marc weiterhin Cannabis zu sich nahm und ich realistisch damit umgehen sollte. Mein Gott, dachte ich, er soll mich mit diesen blöden Äußerungen in Ruhe lassen. Ich hatte wieder Kontakt zu meinem Sohn und daran halte ich fest.. Was hatte ich gelitten, ihn nicht zu sehen und nichts von ihm zu hören.

In der folgenden Zeit war der Kontakt zu Marc regelmäßig und die Treffen waren entspannt. Marc wirkte auf mich hilflos und ich als Mutter entwickelte eine übermäßige Fürsorge für ihn. Ich wollte für ihn da sein und ihn unterstützen. Doch die Realität holte mich schnell ein. Auf eine Feier bei meiner jüngeren Schwester Anna kam auch Marc. Am Anfang war eine gute Stimmung und es wurde viel geredet. Nach einer gewissen Zeit zeigte Marc ein verändertes Verhalten. Er flüsterte mir ins Ohr, dass er mal mit mir sprechen müsste. Er stockte und sah mich ängstlich an. Ich motivierte ihn, mir zu sagen, was ihn bedrückte. Dann holte er seine Taufkerze aus dem Rucksack, die verbrannt war, und erklärte mir, dass er sie nicht angezündet hatte und diese Kerze auf dem Kopf stand. Ich hörte ihm zu und blieb ruhig. Dann sprach Marc zu mir: „Ich muss nach Köln zum Bischof und ihm das zeigen.“

Ich sah Marc an und bot ihm an, ihn zu begleiten. Erfreut nahm er meine Hilfe an und antwortete, dass wir am nächsten Morgen schon sehr früh mit dem Zug fahren müssten. Dann stand er auf und ging in den Garten. Er lief im Kreis und sprach zu sich selbst. Ich beobachtete ihn und war verzweifelt. Mir standen die Tränen in den Augen. Marc so zu sehen, war schwer für mich zu ertragen. Irgendwann unterbrach er seinen Laufﬂuss, kam zu mir, verabschiedete sich und ging nach Hause. Meine Schwester war besorgt und redete mir gut zu, dass es wieder besser wird. Doch ich hatte ein schlechtes Bauchgefühl und wollte auch nach Hause.

Am nächsten Tag rief mich mein Ex-Mann an und erzählte mir, dass Marc stark wesensverändert sei und wir etwas unternehmen müssen. Ja, so kannte ich es. Er meinte mit seiner Aussage, dass ich etwas unternehmen muss. Er hatte sich immer bei Problemen zurückgezogen und suchte immer für sich den bequemsten Weg. Nichtsdestotrotz musste etwas unternommen werden, um Marc zu helfen. Er war zurzeit wahnhaft und benötigte ärztliche Betreuung.

Mein Ex-Mann rief beim Gesundheitsamt an, da es dort eine Beratungsstelle für Drogenabhängige gab. Er machte mit der Ärztin und der Sozialarbeiterin einen Beratungstermin. Wir trafen uns und gingen gemeinsam dort hin.

Mein Ex-Mann ergriff das Wort und erzählte den Fachleuten,

was vorgefallen war. Die Ärztin hörte sich alles an und stellte die eine und andere Frage. Nachdem wir alles von Marc erzählt hatten, überlegte die Ärztin mit ihrer Kollegin, wie man unserem Sohn am besten helfen könne. Die Ärztin schlug uns Eltern folgendes vor: Sie wollte Marc kennenlernen, um sich ein eigenes Bild von ihm zu machen. Das Problem war, dass er fragen würde wer sie geschickt hatte, und dann müsste sie ihm schon eine klare Antwort darauf geben. Ich verstand sofort, worauf sie hinauswollte, und sah meinen Ex-Mann an. Er rührte sich nicht und hielt inne. So kannte ich ihn, den Feigling. Ich bot sofort an, dass die Ärztin sagen könne, dass ich sie beauftragt hätte. Mir ging es darum, dass Marc Hilfe bekam. Die Ärztin und Sozialarbeiterin wollten am folgenden Tag Marc besuchen, um sich ein Gesamtbild von seinem Umfeld und von ihm zu machen. Wir vereinbarten, dass sie uns telefonisch informieren, wenn der Besuch stattgefunden hat. Wir tauschten unsere Telefonnummern aus und mein Ex-Mann und ich verabschiedeten uns. Auf dem Weg zum Ausgang erklärte mir mein „Ex", dass er sich bewusst zurückgehalten habe bei der Frage, von wem das Gesundheitsamt beauftragt wurde, da er doch den engeren Kontakt zu seinem Sohn hat.

Ich sah ihn nur noch still an, schüttelte den Kopf und dachte, was ist das für eine erbärmliche Ausrede.

Zwei Tage später rief die Ärztin bei mir an und berichtete, was geschehen war. Sie hatten Marc angetroffen und ihn besucht. Er war irritiert und fragte natürlich, warum sie ihn aufsuchen. Die Sozialarbeiterin erklärte es ihm und entsprechend reagierte Marc wütend. Während des Gesprächs beruhigte er sich ein wenig, teilte aber den beiden Fachleuten mit, dass er zukünftig nicht mehr von ihnen besucht werden möchte. Marc lehnte jede Hilfe ab. Die Ärztin teilte mir mit, dass Marc wahnhaft sei und eine Schizophrenie entwickelt habe. Sie würde dem Gericht ein Schreiben zukommen lassen, dass Marc eine Betreuung bekommt. Darüber war ich sehr erleichtert. Endlich bekam Marc Hilfe.

Drei Tage später ging bei mir morgens das Telefon. Mein Sohn war dran und schrie durch den Telefonhörer, dass ich ihm seinen richtigen Personalausweis aushändigen solle. Er wisse ganz genau, dass er in Amerika geboren wurde und ein Urenkel von Rockefeller wäre. Ich versuchte ihn zu beruhigen, aber Marc war außer sich vor Wut und Wahn. Mir machte es Angst und er sagte, dass ich eine Schauspielmutter sei und nicht seine leibliche Mutter. Marc drohte mir, mich aufzusuchen und mich abzustechen. Geschockt beendete ich das Gespräch und Nic versuchte die Ärztin zu erreichen, was ihm auch gelang. Sie wollte mit der Polizei Marc suchen und in die Psychiatrie bringen. Ich sollte sofort die Wohnung verlassen und mich bei Freunden aufhalten.

Wie in Trance zog ich meine Schuhe und die Jacke an und verließ mit Nic umgehend die Wohnung. Ich konnte nicht fassen, was sich in der letzten halben Stunde abgespielt hatte. Sara wurde von Nic angerufen und über alles informiert. Sie war geschockt und machte sich sofort auf den Weg zu uns.

Wir fuhren zum Wald, um dort spazieren zu gehen und zur Ruhe zu kommen. Ich konnte nicht sprechen und war geschockt. Ja, und ich hatte Angst, dass Marc mir wirklich etwas antun würde. Wie in einem Film lief das Gespräch zwischen uns ab und ich konnte die Wut und den Zorn, den Marc verbal geäußert hatte, nicht fassen. Nic nahm mich in den Arm und ging stumm an meiner Seite. Sara hatte ich an der Hand. Das Gefühl, jeden Moment zusammenzubrechen, und diese Traurigkeit in mir machten mich hilflos.

Am Nachmittag bekam ich eine Nachricht, dass Marc von der Polizei gefunden und ins Krankenhaus auf die Psychiatrie eingeliefert worden war. Mein Ex-Mann rief mich an und teilte mir mit, dass er zum Krankenhaus fahre, um mit dem Arzt zu sprechen. Die ganzen Informationen nahm ich wohl auf, registrierte sie aber nur teilweise. Ich fühlte mich umgeben von einer Nebelwand und der Situation ausgeliefert. Weitere Gespräche übernahm Nic, um mich zu schonen.

Am Abend erfuhr ich von Nic, dass Marc aus dem Krankenhaus entlassen worden war. Das Richter kam zum Anhörungstermin ins Krankenhaus und entschied, dass Marc keine Fremdgefährdung oder Selbstgefährdung darstellte. Der Oberarzt von der Abteilung sah es anders, doch gegen diese Entscheidung vom Gericht konnte der Arzt nichts machen. Marc wurde aus dem Krankenhaus entlassen.

Ich wurde von meinem Ex-Mann informiert und hörte mir an, warum das Gericht so entschieden hatte. Ich schüttelte still den Kopf und dachte nur, warum der Richter, der keine Ahnung von diesen Erkrankungen hat, trotzdem darüber entscheiden konnte, ob Marc untergebracht werden würde oder nach Hause zurück konnte. Muss erst etwas passieren, dass solche Entscheidungen vom Gericht umgewandelt werden? Was für eine Ironie. Wenn die Angelegenheit nicht so traurig gewesen wäre, hätte man darüber lachen können. In den folgenden Tagen hörte ich nichts mehr von der Ärztin und auch nichts von meinem Sohn.

Darüber war ich erleichtert, nicht mehr von ihm angerufen und bedroht zu werden. Aber eine tiefe Traurigkeit und Frust machten sich in meiner Seele breit. Ich versuchte dagegen anzukämpfen und mich wieder zu stabilisieren. Nach außen zeigte ich mich gut gelaunt und immer zu Späßen aufgelegt. Die Treffen mit Freunden und mit meiner Tochter waren locker und amüsant. Ich spielte meine Rolle, aber in mir sah es ganz anders aus. Da ich eine Kämpferin war, machte ich gute Miene zum bösen Spiel.

Die neue Arbeitsstelle

Mit der Zeit stabilisierte ich mich wieder und verdrängte die unschönen Gedanken. In meinem Job hatte ich viel zu tun und die Tage vergingen wie im Flug. Ich hatte mich als Pflegedienstleitung in einer anderen Pflegeeinrichtung beworben und wurde zu einem Vorstellungsgespräch eingeladen. Dieses Gespräch war ein voller Erfolg und der neue Arbeitgeber wollte mich zum nächstmöglichen Termin einstellen. Seit langen hatte ich nicht mehr so ein positives Gefühl gehabt wie in diesem Moment. Ich hätte Bäume ausreißen können und war in bester Laune. Zum nächsten ersten könnte ich meine neue Arbeitsstelle antreten.

Meine Vorgesetzte, die Einrichtungsleitung, fing mit mir gleichzeitig an und wir verstanden und gut. Besser ging es gar nicht. Ich war höchst zufrieden. Die Arbeit machte mir Spaß und meine neuen Mitarbeiter waren nett. Nic hatte auch eine neue Arbeitsstelle, war aber nicht so glücklich. Er als Zahntechniker hatte bei einem neuen Arbeitgeber angefangen, der schlecht auf Deutsch kommunizieren konnte. Auch auf Englisch ging es nur bedingt. Aber Nic ging damit ganz entspannt um.

Zu Hause lief auch alles in ruhigen Bahnen. Nic wollte mit unserem Hund Dali zur Hundeprüfung. Damit war er gut beschäftigt, Dali auf diese Prüfung vorzubereiten. Ich war mit meiner neuen Arbeitsstelle gut ausgelastet und kam auch erst spät nach Hause. Unsere Abende waren mit viel Gesprächsstoff vom Tagesgeschehen gefüllt. Jeder hatte etwas zu berichten und das ausgiebig. An dem Tag der Hundeprüfung, die über drei Tage ging, konnte ich Nic nicht begleiten. Stellvertretend begleitete ihn sein Sohn Andy. Sie übernachteten in dem Wohnwagen meines Schwagers. So war es mit Dali am einfachsten. Sara und ich wollten am dritten Tag nachkommen. Die Prüfung absolvierte Dali mit Bravour und Nic (ich natürlich auch) waren mächtig stolz auf ihn. So, wie wir es besprochen hatten, fuhren Sara und ich am dritten Tag nach, um die bestandene Prüfung und auch den 19.

Platz von 250 Hunden gebührend zu feiern. Wir Frauen hatten uns ein Hotelzimmer für eine Nacht reservieren lassen, da der Wohnwagen nicht so groß war. Wir Mädels waren drüber erleichtert und freuten uns wie Prinzessinnen auf unser schönes Hotelzimmer. Dort angekommen waren wir begeistert von unserer Unterbringung. Das Hotel hatte erst vor einem halben Jahr eröffnet und somit waren die Zimmer noch neu und ganz modern eingerichtet. Auch unser Badezimmer war ein Hingucker. So konnte es weitergehen, jetzt noch eine schöne Feier und der Tag war perfekt. Es war ein schöner Abend und wir gingen alle zufrieden in unsere Betten und schliefen auch schnell ein. Am nächsten Morgen gingen Sara und ich zum Frühstücken in den Speiseraum und genossen es, umsorgt zu werden.

Nic und Andy kamen nach dem Frühstück zum Hotel und wir fuhren gemeinsam wieder nach Hause. Dort wieder angekommen, wurde der Sieg von Dali mit unseren Freunden gefeiert und Dali bekam für seine Leistung einen großen Knochen mit Schleife. Diesen teilte er mit seinen Artgenossen. Es war ein toller Abend und wir denken oft daran zurück.

Dali ging mit mir immer zur Arbeit. Die Bewohner in der Pflegeeinrichtung, freuten sich, wenn Dali sie besuchte oder die Zeitung brachte. Der neue Arbeitgeber hatte nichts dagegen, wenn ich meinem Hund mitbrachte. Unser Hund wurde so ausgebildet, dass ich ihn bei demenziell veränderten Menschen therapeutisch einsetzen konnte und das mit vollem Erfolg.

Nic war mit seiner neuen Arbeitsstelle sehr unzufrieden und überlegte, sich eine neue Arbeitsstelle zu suchen. Doch er war nicht der Mensch, der dementsprechend sein Vorhaben sofort umsetzte. Da nur er etwas verändern konnte, lag es bei ihm, es auch zu tun. Ich machte mir schon einen Kopf, wie es mit ihm beruflich weiterging. Letztendlich war er auf seinen Verdienst angewiesen, um die alltäglichen Kosten zu finanzieren. Finanziell kamen wir über die Runden, aber wir konnten uns keine großen Sprünge leisten. Wenn sein Gehalt wegfallen würde, hätten wir ein Problem. Die aktuellen Situationen machten mir richtig

Stress. Marc mit seiner Sucht und Erkrankung, Nic mit seiner Arbeit.

Einige Tage später rief mich mein Ex-Mann an, dass Marc einen Gerichtstermin hatte wegen einer Betreuung. Ich wollte auch zu diesem Termin, um zu erfahren, was zukünftig mit Marc passieren würde. Hoffentlich würde Marc Hilfe bekommen, die er zuließ, sodass in Zukunft alles besser werden würde. Ich konnte nachts nicht schlafen, so viele Gedanken beschäftigten mich. Ich war nervlich so angespannt und dadurch kam ich nicht zur Ruhe.

Gesundheitlicher Einbruch

Sechs Tage vor diesem Gerichtstermin, gingen Nic, Dali, unser Hund, eine Hündin von einem Freund und meine Wenigkeit im Wald spazieren. Wir gingen querfeldein und Nic hatte sein Gewehr dabei, da er nach einem kranken Reh Ausschau halten wollte. Wir liefen durch den Wald, aber von dem kranken Reh fehlte jede Spur.

Nach einer gewissen Zeit sagte Nic zu mir: „Ich glaube, das hat heute keinen Zweck, sich auf die Pirsch zu legen. Lass uns nach Hause gehen."

Ich nickte und wir gingen den Hang hoch. Oben angekommen wurde mir „schwummerich" und ich dachte noch, bin ich unterzuckert? Nic bemerkte es und sprach mich an: „Was ist mit dir? Ist dir nicht gut?" Er nahm mich an die Hand und reagierte sofort: „Alice, setz dich hier auf die Bank. Ich hole das Auto und lasse die Hunde bei dir."

Ich nahm alles nur benommen wahr und merkte, dass ich über den rechten Arm keine Gewalt mehr hatte und er zur Seite fiel. Nic setzte sofort einen Notruf ab und rannte los, um das Auto zu holen. Ich saß auf der Bank und merkte, dass mein rechtes Bein auch zur Seite kippte und ich auch darüber keine Kontrolle mehr hatte.

Nach kurzer Zeit fuhr Nic mit dem Wagen vor. Er half mir beim einsteigen und brachte die Hunde im Kofferraum unter. Ich starrte vor mich hin und zeigte keine Reaktion. Als wir an der Waldmündung ankamen, war der Rettungswagen da. Ich kam in den Krankenwagen und meine Personalien wurden aufgenommen. Die Ärztin fragte mich, bei welcher Krankenkasse ich versichert sei, doch ich konnte nicht antworten. Wortlos gab ich ihr meine Krankenkassenkarte und sie wollte, dass ich ihr antworte, doch es gelang mir nicht. Der Rettungssanitäter reagierte sehr schnell und sagte zur Ärztin: „Das sieht wie ein Apoplex aus, ich lege sofort eine Infusion an."

Die Ärztin war sich nicht sicher und fragte mich, ob ich viel Stress in der letzten Zeit gehabt hatte. Ich sah sie an und nickte mit dem Kopf. Antworten konnte ich nicht, ich bekam keinen Ton heraus.

Als wir im Krankenhaus ankamen und ich aus dem Krankenwagen stieg, empfingen mich Sara, Nic, Andy und Frieda, die Freundin von Sara. Sara ging mir nicht von der Seite, ich wurde ins CT geschoben, um Aufnahmen von meinem Kopf zu machen. Meine Tochter hielt meine Hand und weinte leise. Ich drückte ihre Hand und wollte etwas zu ihr sagen, aber es ging nicht. Am liebsten hätte ich geschrien, aber ich war stumm. Dieses Gefühl, sich nicht äußern zu können, war für mich das schlimmste, was ich je erlebt hatte, und dazu allem ausgeliefert zu sein. Ich schaltete ab und ließ alles geschehen, meine Kraft ließ nach. Mein Kopf fühlte sich leer an und ich kam mir vor wie eine Marionette. Sollen sie doch machen, was sie wollen, dachte ich und resignierte.

Die Erstuntersuchung in der Aufnahme war abgeschlossen und ich wurde auf die Intensivstation gebracht. Dann wurde ich an sämtliche Geräte angeschlossen. Nic blieb bei mir. Sara verabschiedete sich und versprach, am nächsten Morgen wiederzukommen. Andy und Frieda gingen mit Sara nach Hause. Nic nahm an meinem Bett Platz und hielt meine Hand. Ich war nur müde und schlief irgendwann ein.

Am nächsten Morgen wurde ich von der Pflegekraft geweckt, um die Medikamente einzunehmen. Nic saß neben mir, sah mich an und lächelte.

Aufmunternd meinte er: „Na, wie geht es dir, hast du gut geschlafen?“

Ich nickte und wollte ihm sagen, dass es mir schon besser ging, aber ich konnte nur teilweise ein paar Worte sprechen. Da mein Gesprochenes nicht unbedingt einen Sinn ergab, nahm ich mein Handy und schrieb ihm. Das ging etwas besser, zumindest verstand er, was ich ihm sagen wollte. Ich bat ihn, mir einen Kaffee zu bringen. In diesem Moment kam die Pflegekraft und Nic meinte scherzhaft: „Könnte meine Frau einen Kaffee haben, kaum ist sie wach und hat schon Wünsche." Daraufhin lachte er. Die Krankenschwester lachte mit und versprach, das Frühstück zu bringen. Kurz darauf kam das Frühstück und ich bekam meinen gewünschten Kaffee. Nic frühstückte und ich trank meinen Kaffee. Geredet wurde nicht viel. Wie denn auch, ich konnte ja nicht. Endlich hielt ich mal den Mund, dachte ich und lächelte bitter.

Nic beobachtete mich und sagte: „Ich würde gerne wissen, was du gerade denkst und was in deinem Kopf vorgeht. Ich schaute ihn nur an und hielt den Zeigefinger vor den Mund. Was ich dachte, sollte keiner wissen.

Nic lehnte sich nach seinem Frühstück zurück und sagte zu mir: „Wenn Sara kommt, werde ich Dali holen mit ihm spazieren gehen und mich zu Hause etwas hinlegen."

Ich nickte verständnisvoll. Das war bestimmt eine harte Nacht für ihn. Er sollte sich ausruhen und ich versuchte ihm mitzuteilen, dass er heute zu Hause bleiben sollte. Doch das wollte Nic nicht. Er wollte am späten Nachmittag nochmal nach mir sehen.

Sara kam zu Tür herein und begrüßte uns herzlich. Sie setzte sich hin und erkundigte sich, wie die letzte Nacht gewesen war. Nic berichtete ihr, wie mein aktueller Zustand war. Sara sah mich an zwinkerte mit ihrem Auge und sagte zu mir: „Mama, du bist jetzt ausgeruht, Nic fährt jetzt nach Hause und wir machen Sprechtraining."

Und schon ging es los. Sara sah mich an und sprach ganz langsam vor. Ich versuchte es nachzusprechen. Einige Worte konnte ich gut nachsprechen, andere wiederum machten mir große Probleme. Die Wortlaute R, K, L, Z waren für mich nicht möglich. Die Ergebnisse waren teilweise katastrophal. Aber Sara blieb am Ball und motivierte mich. Das tat mir gut und ich strengte mich ordentlich an. Wir beide mussten bei manchem Wort schon lachen, was ich da formulierte, konnte keine verstehen. Aber ich ließ mich nicht hängen und gab nicht auf. So verbrachte ich mit Sara den Tag. Sie brachte mir Zeitschriften und wollte, dass ich ihr vorlese. Ich verstand, was da stand, aber das Vorlesen klappte nicht. Sara meinte: „Das ist noch zu früh aber in zwei Tagen versuchen wir es wieder.“ Ich nickte und nahm sie in den Arm.

Am späten Nachmittag verabschiedete sich Sara und meldete sich für den nächsten Morgen schon an, wiederzukommen. Sie hatte sich Urlaub genommen, um sich um mich zu kümmern.

Abends kam Nic noch vorbei und leistete mir Gesellschaft. Ich spendierte ihm mein Abendbrot, was er gerne annahm. Er schmunzelte und äußerte: „Wir wollen nichts verkommen lassen.“

Ich lächelte und nickte gequält. Was für ein Mist, dachte ich mir, und wie soll es weiter gehen? Nic telefonierte mit meiner Vorgesetzten und schilderte die Situation. Frau Koster war geschockt und betroffen. Nic gab mir den Hörer und sie wünschte mir eine baldige Genesung und dass ich mir Zeit lassen soll, um wieder auf die Beine zu kommen. Wie war die denn drauf, dachte ich. Ich war in der Probezeit und musste so schnell wie möglich wieder arbeiten, sonst war ich den Job los. Das Gespräch warf mich zurück und ich konnte die erste Stunde danach kaum etwas sagen. Nic versuchte mich zu beruhigen, was ihm leider nicht gelang. Hinzu kam, dass Nic bei seinem neuen Arbeitgeber große Probleme hatte und es abzusehen war, dass auch er diese Stelle nicht mehr lange hatte. Was würde mit unserer Existenz werden? Wie konnten wir uns finanziell über Wasser halten? Es macht mir Angst und ich war unruhig. Nic nahm meine Hand und war überzeugt das es schon irgendwie gehen würde.

Doch diese Einstellung beruhigte mich keineswegs ich musste eine Sicherheit haben oder noch besser den „doppelten Boden“. Meine Gedankten kreisten wie ein Strudel und ich wurde immer unruhiger. Zum Glück kam die Pflegekraft rein und schaute nach mir. Sie bat Nic, sich von mir zu verabschieden, da es sehr spät war und er ja morgen wiederkommen könne. Nic folgte der Aufforderung und verabschiedete sich von mir.

Die kommende Nacht war für mich schlimm. In meinen Träumen sah ich mich auf der Straße gehen und ich versuchte die Menschen, die an mir vorbeigingen, anzusprechen, aber es funktionierte nicht und ich bekam keinen Ton heraus. Dann versuchte ich zu rufen, aber keiner hörte mich. Es war zum verrückt werden und ich wachte schweißgebadet auf. Ich stand auf und ging zur Toilette und wusch mir mein Gesicht mit Wasser ab. Erschöpft ging ich zum Bett zurück, legte mich hin und starrte an die Decke. Irgendwann schlief ich ein und wurde am nächsten Morgen von dem Pflegepersonal geweckt. Ich musste noch ein paar Untersuchungen über mich ergehen lassen und der erste Termin zu einer Sonografie stand an. Ich zog mir meine Jacke an und wollte gerade aus dem Zimmer gehen, da kam Sara rein. Sie wollte mich begleiten und kam mit. Wir kamen in den Untersuchungsraum und ich musste mich auf eine Liege legen. Sara nahm meine Hand und sprach mit der Fachkraft, die diese Untersuchung durchführte. Sara wollte von ihr wissen, warum diese Untersuchung gemacht wurde. Sie war sehr freundlich und erklärte alles ausführlich.

Als die Untersuchung abgeschlossen war, gingen wir zurück auf die Station und holten uns einen Kaffee. Gegen Mittag waren die Arztvisiten und Sara wollte dabei sein. Der Stationsarzt kam in Begleitung mit dem Oberarzt. Die beiden Ärzte kamen zu mir und sprachen über meine Erkrankung. Der Oberarzt schaute mich ernst an und erklärte mir und meiner Tochter, dass es schon ein starker Schlaganfall gewesen war und ich Glück hatte, dass die geschädigte Stelle im Gehirn an dem Seitenlappen war und dort das Sprachzentrum und das Hörzentrum beim Menschen angelegt sind. Des Weiteren erklärte er, dass dieses Zentrum nur zum Teil geschädigt wurde, sodass seine Kollegen und auch er zuversichtlich seien, dass die Sprachstörung sich wieder normalisiert. Wann der Zustand wieder besser wird, konnte er nur ungefähr schätzen. Ich sollte mit sechs bis zwölf Monaten rechnen. Dieses Gespräch rauschte so an mir vorbei und ich ignorierte das, was der Arzt mir mitgeteilt hatte. Ich stellte ihm die Frage, wann ich denn wieder arbeiten könne, da ich in der Probezeit wäre. Er merkte, dass ich nichts von meiner Erkrankung wissen wollte. Da wurde er deutlicher und sagte in einem strengen Ton: „Sie haben gerade einen Schlaganfall gehabt, den Sie überlebt haben. Das war kein Waldspaziergang, sondern ein heftiger Apoplex, der eine große Stelle im Gehirn beschädigt hat. Diese Stelle ist faustgroß. Sie können von Glück sprechen, das Sie noch leben." Und es wäre gut, wenn ich erst einmal wieder gesund werde.

Dann verließ er das Zimmer. Ich sah ihm hinterher und war geschockt. Das war aber eine Ansage, die ich wohl brauchte, um meine Situation zu realisieren. Sara sah mich an drückte mich und versprach, dass sie mit mir sprechen lernen würde und ich nicht aufgeben solle. Dann ging sie und wir verabredeten uns für den nächsten Tag. Ich lag im Bett und versuchte mich zu sammeln. Was war das mit mir? Ich, Alice, hatte eine Erkrankung die mich so aus der Bahn warf? Das konnte nicht sein ... Ich funktionierte doch immer. Und man verließ sich doch auf mich? Und jetzt? Ich war nichts mehr wert und fiel auch anderen zur Last. Das wollte ich nicht. Nic und ich waren gerade zwei Jahre zusammen. Ich wollte kein Ballast für ihn sein. Vielleicht bekomme ich noch einen Schlaganfall dann aber bitte so, dass ich daran sterbe. Ich wollte so nicht leben. Ich sprach doch gerne und war gerne mit Menschen zusammen. Mein „Gebrabbel" konnte doch keiner verstehen. Was ist das für mich für eine Lebensqualität? Ich weinte und lachte gleichzeitig, was ist das für eine Krux? Wäre ich doch niemals geboren, hätte ich anderen nicht so viel Kummer bereitet. Doch da waren noch meine Kinder und vor allem Sara, die immer an meiner Seite waren. Das war der einzige Grund, um nicht aufzugeben. Ich war nicht in der Lage einen klaren Gedanken zu fassen, sondern war nur müde.

In den folgenden Tagen standen noch einige Untersuchungen an, die ich über mich ergehen lassen musste. Sara begleitete mich zu jeder Untersuchung. Sie wich mir nicht von der Seite. Am fünften Aufenthaltstag im Krankenhaus sollte ich in die Rehaklinik verlegt werden Ich wurde von einem Transportdienst abgeholt und dort hingebracht. Nic fuhr vor, um mich dort in Empfang zu nehmen. An der Anmeldung wurden meine Personalien aufgenommen und ich wurde zur Aufnahme weitergeleitet. Die Empfangsdame zeigte uns das Wartezimmer und wir nahmen dort

Platz. Da es noch etwas dauerte, ging Nic zum Rauchen vor die Türe. Ich schrieb mit meiner Tochter und merkte nicht, dass Patienten an mir vorbeigingen und über mich sprachen. Nic kam wieder und sah nachdenklich und verspannt aus. Dann wurde ich aufgerufen und wir gingen auf die Station zum Stationszimmer. Uns kam eine weibliche Pflegekraft entgegen, die schon lauthals rief: „Ja, wen haben wir denn da, die Frau Alice Spangenberg!“

Über diese Begrüßung war ich sehr erstaunt und auch nicht gerade erfreut, wenn man das so ausdrücken kann. Ich kam mir vor wie im Kindergarten. Diese merkwürdige Pflegekraft zeigte mir mein Zimmer. Die Zimmertür hatte eine große Beschädigung, die aussah, als wenn jemand mit aller Wut dagegengetreten hätte. Das Zimmer selber war alles andere als ansprechend. Nic sah mich an und ich gab ihm schon zu verstehen, dass ich nicht gewillt war, in der Unterbringung zu übernachten.

Dann gingen wir mit dieser weiblichen Stationsleitung wieder auf die Station zurück und ich wurde der Stationsärztin vorgestellt. Ich war schon sehr genervt und diese Ärztin toppte die ganze Situation, in dem sie die deutsche Sprache so gut wie gar nicht beherrschte und den Abschlussbericht des Krankenhauses nicht lesen konnte. Das kam für mich nicht in Frage, überhaupt hierzubleiben. Das wenige, was ich sprechen konnte, kam schon bei Nic an und er verstand es auch. Kurz gesagt, wir holten meinen Koffer und brachen den Rehaaufenthalt ab beziehungsweise wurde ich gar nicht erst aufgenommen, sondern wir verließen augenblicklich diese Einrichtung. Nic nahm mich an die Hand und ging mit mir zum Auto. Dann fuhr er von dem Rehazentrum sofort zu unserer Hausärztin. Er erzählte, was vorgefallen war, ich war noch so geschockt, dass ich gar nicht reden konnte. Unsere Hausärztin hörte sich alles an und war selbst sehr verblüfft, dass diese Kollegin in der Rehaklinik nicht in der Lage war, einen Bericht zu lesen.

Alles wird gut

Sie nahm Kontakt zum Kardiologen auf und stellte sämtliche Überweisungen und auch Rezepte aus, die ich benötigte. Sie wollte, dass ich nach Hause gehe und meine notwendigen Therapien wie Logopäde, Psychologe, Kardiologe für eine bestimmte Untersuchung und Neurologe ambulant machte. Das erste Gespräch bei dem Logopäden war für mich eine schlimme Erfahrung. Ich konnte seine Fragen verbal nicht immer beantworten da ich so extreme Wortfindungsstörungen hatte. Ich hatte alles verstanden, konnte nur nicht immer adäquat darauf antworten. Für mich war es eine Odyssee und ich musste viel Geduld aufbringen, um meine Erkrankung zu realisieren und damit umzugehen. Nic stand mir zur Seite und versuchte mich zu motivieren und weiter daran festzuhalten, dass es in der Zukunft mit dem Sprechen besser werden und die Einbußen durch den Schlaganfall sich auch verbessern würden. Ich benötigte einfach nur Zeit. Aber wie lange wird es dauern, dass es wieder so wird, dass ich damit leben kann?, fragte ich mich. Ich hatte gerade den Arbeitgeber gewechselt und Nic war arbeitslos und bekam zurzeit kein Geld, da der Arbeitgeber keine Kündigung ausgestellt hatte. Es war wie verhext und die ganze Verantwortung lag auf meinen Schultern. Um nicht in Krankengeld zu gehen und auch wegen meiner Arbeit wollte ich so schnell wie möglich wieder arbeiten.

Nach sieben Wochen Krankschreibung ging ich wieder arbeiten. Das mit dem Sprechen ging so einigermaßen und ich ging auch mit meiner Erkrankung offen um. Da ich Pflegedienstleitung in einer Pflegeeinrichtung war, musste ich sprechen und das half mir, schneller meine Wortfindungsstörungen abzubauen. Auch meine Mitarbeiter, Kollegen, Vorgesetzte, Bewohner und Angehörige waren sehr geduldig mit mir und hilfsbereit. Das machte Mut und ich war unendlich dankbar dafür.

Als meine Probezeit zu Ende ging, bekam ich von der Geschäftsführung die Rückmeldung, das ich die Probezeit überstanden hatte und nun in der Festeinstellung war. Ich war unendlich erleichtert und glücklich darüber. Soviel Beistand und Rückendeckung hatte ich bis zu diesem Zeitpunkt nie gehabt. Es war ein so schönes Gefühl, was mich wieder hoffen ließ, dass es besser wird und ich die Schatten in meinem Leben zurücklassen konnte.

Die ersten psychologischen Gespräche

Dieser gesundheitliche Einbruch stellte für mich auch psychisch ein Problem da. Selbstzweifel, Angst und Resignation waren die Gefühle, die mich ständig begleiteten. Der Neurologe empfahl mir, einen Psychologen aufzusuchen und eine Therapie zu machen. Ich war damit einverstanden und der Arzt organisierte einen Termin bei seinem Kollegen. Der erste Termin stand an und ich war in einer Stimmung, wo es mir egal war was mit mir geschieht, und auch für die Zukunft hatte ich keine Vorstellung davon, was sein würde. Sollen diese Menschen doch mit mir machen, was sie wollen, dachte ich mir. Vielleicht geschieht es mir recht, so eine Erkrankung zu haben? In der Familie war ich sowieso das schwarze Schaf, meine Ehe war kaputt und anscheinend war ich auch beruflich nicht belastbar und fiel um mit einem Apoplex. Den Menschen, die ich liebte, fiel ich zur Last, meiner Tochter machte ich nur Kummer, mein Sohn hatte sich von mir abgewandt und wollte nichts mit mir zu tun haben. Was war ich also noch wert? Nichts! Nic war mit einer Frau zusammen, die behindert war. So hatte er sich das wohl auch nicht vorgestellt. Nun ja, ich auch nicht. Ich bot Nic mehrmals an, sich von mir zu trennen, da ich nicht von ihm verlangen konnte, sich das jeden Tag anzusehen mit meinem Gestotterte und der seelischen Instabilität.

Die erste Stunde bei dem Psychologen war ein Kennenlernen, wo darüber gesprochen wurde, was ich in der Therapie für Themen bearbeiten wollte, die mir wichtig schienen. Spontan fiel mir Marc ein und natürlich meine jetzige Erkrankung und was sie mit mir machte. Der Arzt schrieb alles auf und gab mir einen Vordruck mit der Bitte, ihn zur nächsten Stunde ausgefüllt mitzubringen. Dort standen einige Fragen, die beantwortet werden mussten und er als Therapeut könnte sich mit dieser Unterlage ein besseres Bild von mir machen. Nach der Stunde ging ich zu meinem Auto, um nach Hause zu fahren. Bevor ich den Motor startete, warf ich einen Blick auf das Formular mit den Fragen.

Diese Fragen basierten in erster Linie auf Eckdaten meiner Person und die familiären Verhältnisse, in denen ich aufgewachsen war. Als ich da Fragen nach meiner Kindheit las, fing ich an zu lachen und bekam mich kaum ein. Super, dachte ich nur, ich habe schon so viele Psychiater gehabt und Psychologen und es waren immer die gleichen Fragen. Am besten könnte man es kurz so beschreiben: eine beschissene Kindheit, eine nicht bessere Teeniezeit und eine Ehe, von der ich mir mehr versprochen hatte. Die Highlights in meinem Leben waren die Geburt meiner Kinder und mein Beruf. Das nenne ich ein erfülltes Leben. Ich musste gleichzeitig lachen und weinen und dachte mir, was ist das traurig. Die Uhr dreht sich weiter und ich muss die dunklen Gedanken verbannen, sonst geht es mehr abwärts als aufwärts. Genug geweint und ab nach Hause und so tun, als wenn alles gut wäre.

Dieser Zustand veränderte sich jeden Tag. Mal kam ich besser zurecht und dann kamen wieder die schlechteren Tage. Immer ein Auf und Ab. Das, was mich einigermaßen stabil hielt, war meine Arbeit. Da wurde ich abgelenkt und musste mich konzentrieren, und es war keine Zeit, die Flügel hängen zu lassen. Ich denke, dass die Arbeit meine Rettung in der Genesungsphase war. Das geforderte Sprechen am Telefon mit Angehörigen, Mitarbeitern und Ärzten ließ mir keine andere Wahl. Doch meine Melancholie wurde stärker und intensiver. Zwischendurch war ich von der vorgespielten Fröhlichkeit und der inneren Traurigkeit richtig erschöpft, doch statt schlafen zu können, wurde ich in der Nacht oft wach kam und konnte nicht wieder einschlafen oder schlecht einschlafen. Ich hatte eine innere Unruhe, die ich mit viel Sport versuchte, in den Griff zu bekommen.

Seit einer gewissen Zeit plagte mich ein Traum in der Nacht. Es war immer der gleiche Traum. Ich lief durch eine verkohlte Landschaft und trug meinen erwachsenen Sohn Marc auf den Armen. Sein Körper war nackt und leblos. Ich lief mit ihm auf den Armen und in meinem Gesicht sah man Trauer und Verzweiflung. Jede Nacht hatte ich diesen Traum. Ich versuchte mit Nic darüber zu reden, damit ich mich von diesem Traum lösen konnte. Aber das klappte nicht. Nic versuchte mich zu trösten, indem er mich beruhigen wollte, dass es nur ein Traum wäre, aber das half mir nicht. Mir war klar, dass es nur ein Traum war, aber ich wollte wissen warum ich so etwas träume.

Als ich zur nächsten Therapiestunde kam, erzählte ich dem Psychologen von diesem Traum. Er hörte mir aufmerksam zu und schrieb mit. Während des Erzählens wurde ich innerlich sehr unruhig und hatte Probleme, Worte zu finden. Der Psychologe saß geduldig in seinem Stuhl und sprach ruhig zu mir: „Lassen Sie sich Zeit und geben Sie sich diese Zeit."

Ich lehnte mich in meinem Stuhl zurück und schloss die Augen. Dann konzentrierte ich mich auf meine Atmung. Nach ca. drei Minuten öffnete ich meine Augen und signalisierte dem Psychologen, das ich mich gefangen hatte und weitersprechen wollte. Als ich dann alles erzählt hatte, saß ich erschöpft in meinem Stuhl mit einem Gefühl, als hätte ich eine körperliche Schwerstarbeit gerade zu Ende gebracht. Müde sah ich mein Gegenüber an mit der Erwartung, dass er etwas sagen würde. Ich schloss die Augen und hatte das Gefühl, jeden Moment einzuschlafen. Als ich meine Augen wieder öffnete, sah der Arzt mich an.

„Diese Stille tut mir gut und ich komme zur Ruhe", sagte ich zu ihm. Des Weiteren wollte er wissen, wie das Verhältnis zwischen mir und Marc wäre. Ich vertraute ihm an, dass ich zurzeit keinen Kontakt habe, aber Kontakt zu seinem Freund, der mich zwischendurch anruft und mich auf dem Laufenden hält. Da lächelte der Psychologe und meinte: „Da haben Sie sich schon etwas einfallen lassen, um zu erfahren, wie es Ihrem Sohn geht. Und wie geht es Ihrem Sohn?"

„So weit gut, bis auf seinen Cannabiskonsum" sagte ich leise und traurig. Der Therapeut schaute mich freundlich an und versuchte mir Mut zuzusprechen, dass ich daran festhalten sollte, dass Marc nicht alleine war und sich jemand um ihn kümmerte. Ja, das stimmte. Marc hatte seinen Vater, einen Freund, der ihm zur Seite stand, eine Tante und eine Oma, die für ihn da waren.

So hatte ich es noch nicht gesehen. Ich sah nur, dass ich ihn im Stich gelassen hatte, als er aus unserer gemeinsamen Wohnung raus musste.

Der Therapeut beendete diese Stunde und wir vereinbarten den nächsten Termin in einer Woche. Ich ging zu meinem Auto und war erleichtert, dass ich den Traum erzählt hatte. Die folgenden Nächte war dieser Traum immer wieder präsent, doch ich konnte damit besser umgehen. Wenn ich wieder anfing, an mir zu zweifeln, sagte ich mir laut: „Marc geht es gut er ist nicht alleine."

Der Anfang war gemacht

So trainierte ich, mich aus diesen Fesseln zu befreien ,für alles, was passiert war, verantwortlich zu sein. Manchmal klappte es ganz gut, manchmal waren diese negativen Gedanken in der Überzahl. Die Gespräche mit dem Therapeuten griffen bei mir und ich war auf einem guten Weg. Nic fragte mich nach jeder Stunde mit dem „Seelenklempner" ob es für mich stressig wäre, da ich nach dieser Stunde immer schlechter spreche. Auf diese Äußerung reagierte ich genervt und sah ihn auch so an. Er hob seine Hände hoch, sagte: „Sorry, dass ich etwas gesagt habe", und lief unruhig umher. Das nervte mich noch mehr, denn er war schnell beleidigt, aber ich konnte es nicht leiden, wenn er so war. Egal, dann war er eben beleidigt ich hatte keine Lust auf große Diskussionen. Konnte man mich nicht einfach in Ruhe lassen? Es sprachen so viele Menschen mit mir und ich hatte keine Lust, nach den Therapiegesprächen wieder in eine Diskussion mit meinem Freund zu gehen. Diese Gespräche mit dem Psychologen waren schon anstrengend und dann wollte ich einfach nur in Ruhe gelassen werden!

Die Therapie bei dem Psychologen erwies sich bei mir als Erfolg. Die Chemie zwischen uns passte und ich konnte mich öffnen. Weitere Stunden wurden bei der Krankenkasse beantragt und genehmigt. Der Psychiater, der mich seit dem Anfang von meinem Apoplex begleitete, war zufrieden mit meiner Entwicklung. Was wollte ich mehr? Bald war ich wieder die „alte Alice" und brauche keinen Arzt oder Therapeuten, das war mein Gedanke. Aber weit gefehlt, denn mir war zu diesem Zeitpunkt nicht klar, dass ich eine Erkrankung hatte, die therapierbar war, aber mich mein Leben begleiten würde. So ging es erst mal mit meiner Therapie weiter. Eines Tages kam ich zum Psychologen und er teilte mir mit, dass er eine neue Praxis in einem anderen Stadtteil eröffnen würde. Das war für mich erst einmal in Ordnung, da ich ordentliche Fortschritte gemacht hatte und der Meinung war, dass ich ohne diese Gespräche zukünftig gut zurechtkommen würde.

Über ein Jahr war ich in der Therapie und es sollte jetzt auch mal gut sein. Das war doch die Möglichkeit, damit abzuschließen.

Ich informierte meinen Psychiater über den Abschluss meiner Therapie und war fest davon überzeugt, dass er in der Notwendigkeit, die Therapie nicht weiterzuführen, meiner Meinung war. Das war er jedoch nicht. Der Psychiater hatte Bedenken, dass ich wieder einbreche. Was für ein Quatsch, ging mir durch den Kopf. Mein Allgemeinbefinden hatte sich stabilisiert und ich war ein Mensch, der daran arbeiten würde, dass es so blieb. Ein wenig enttäuscht war ich schon über die Aussage des Arztes. Hatte er kein Vertrauen zu mir? Ich wollte ihm zeigen, dass er sich irrte, und versprach ihm natürlich, wenn ich nicht zurecht komme, rechtzeitig Bescheid zu geben.

Siegessicher kam ich nach Hause und erzählte Nic, dass ich die Therapie mit dem Weggang des Psychologen beende und der Psychiater darüber informiert ist. Seelisch gestärkt und zuversichtlich schaute ich positiv in die Zukunft.

Der gesundheitliche Rückfall

Bei mir schien alles bestens zu laufen. Meine Arbeit bereitete mir Freude und ich hatte viele Ideen, die ich dort umsetzen wollte. Da ich ein spontaner und umsetzungsfreudiger Mensch war, wollte ich es natürlich alles so zeitnah wie möglich umsetzen. Meine direkte Vorgesetzte war ängstlicher als ich und musste sich immer von anderen Kollegen eine Rückmeldung holen, ob diese Umsetzung Sinn macht oder nicht. Das bremste mich aus und machte mich ungeduldig. Bei unseren Gesprächen vertraute mir Frau Koster an, dass sie meine Vorschläge sehr gut fand, sie aber bei der Geschäftsführung nicht durchbekam, da es sich wirtschaftlich nicht rechnete. Was wollte der Arbeitgeber? Eine Veränderung, um sich am Arbeitsmarkt attraktiver zu zeigen und mehr Pflegepersonal für sich zu gewinnen. Ja, aber dann muss man auch mal etwas investieren, um am Arbeitsmarkt standzuhalten. Ich wurde wütend und äußerte meinen Unmut. Frau Koster verstand meine Wut und gab mir trotzdem zu verstehen, dass wir zurzeit nichts von unseren Ideen umsetzen konnten. Auf den Teamsitzungen musste ich den Mitarbeitern diesen Stillstand so mitteilen, dass ich gegenüber dem Arbeitgeber loyal blieb, aber den Mitarbeitern etwas an die Hand gab, was motiviert. Da hatte ich die Idee, meine Mitarbeiter selbst weiterzubilden, und benötigte nur das grüne Licht für die Überstunden, die dann dafür anfielen. Das wurde von Frau Koster genehmigt. Und ich stellte in meiner Freizeit diesen Weiterbildungsplan zusammen und zeigte es Frau Koster sowie den Mitarbeitern. Alle waren begeistert und freuten sich, dass endlich wieder Fortbildungen stattfanden. So entwickelte sich eine Eigendynamik, was Fortbildung oder Führung der Pflegeeinrichtung betraf. Diskutiert auf den Meetings wurde viel und es gab auch gute Ideen, die mitarbeiterfreundlich und motivierend waren. Aber von der Umsetzung dieser Ideen war im Endeffekt nichts sichtbar. Ich hörte mir die Vorschläge des einen oder anderen an und versuchte es mit meinen Mitarbeitern umzusetzen.

Einiges gelang und andere Maßnahmen konnten wir nicht umsetzen, da fehlte das Geld. Mir war klar, dass ich immer an diese Grenzen kommen würde und für meine Mitarbeiter und auch Bewohner eine Verantwortung hatte, um das beste daraus zu machen. Mit den Jahren und mit meiner Erkrankung war es ein mühsamer Weg, alles aufrechtzuerhalten und dabei immer eine freundliche und starke Person darzustellen.

Einiges konnte ich während meiner Therapie so bearbeiten, dass es für mich privat und auch beruflich zu stemmen war. Kamen zu diesem Dauerstress noch zusätzliche Ereignisse hinzu, reagierte mein Körper mit Migräne, Kreislaufproblemen und Magenbeschwerden. Aber ich ignorierte diese kleinen Alarmzeichen und funktionierte. Die Familie, Nic, meine Mitarbeiter konnten sich auf mich verlassen ich bekam alles irgendwie hin.

Dann geschah etwas, was mich wieder auf den Boden der Tatsachen zurückholte. Es war ein Arbeitstag wie jeder andere. Zeitlich eng getaktete Termine, Gespräche mit Angehörigen und Abdeckung der Dienstpläne. Meine Kollegin am Empfang war mit Taschengeldkonten der Bewohner beschäftigt und ich schrieb gerade einen Brief an das Gericht. Plötzlich, wie aus heiterem Himmel, bekam ich massive Sehstörungen und ein Kribbeln im Arm. Ich legte die Arme auf meinen Schreibtisch und schloss die Augen. Ich hoffte, dass diese Reaktion meines Körpers sich wieder normalisierte, aber es wurde schlimmer. Ich stand auf, ging zu meiner Kollegin und bat sie, jemandem aus der Pflege Bescheid zu sagen.

Kordula rannte sofort los und kam kurze Zeit später mit der Wohnbereichsleitung zurück. Sie kontrollierte meinen Blutzucker und den Blutdruck. Beide Werte waren etwas niedrig aber nicht Besorgnis erregend. Ich bedankte mich für die schnelle Versorgung und sagte zu Kordula, dass ich erst einmal eine kleine Pause machen würde, dann würde es wieder gehen. Kordula sah mich besorgt an und bestand darauf, meine Bürotür offen stehen zu lassen, damit sie mich besser beobachten kann. Ich machte die Türe auf und setzte mich auf meinen Schreibtischstuhl. Meine

Sehstörung hörte nicht auf und wurde schlimmer. Da ich wohl sehr blass war, entschied Kordula, mich ins Krankenhaus zu fahren. Ich rief meine Tochter an, da ich unseren Hund auch bei mir hatte, um ihn abzuholen. Sara versprach, sofort zu kommen und sich um Dali zu kümmern. Kordula fuhr ihr Auto vor den Eingang und setzte mich ins Auto. Dann fuhr sie von dem Parkplatz Richtung Krankenhaus. Mir wurde schlecht und ich drohte ohnmächtig zu werden.

Kurzerhand drehte Kordula um und fuhr zur Feuerwehr. Sie stieg aus dem Wagen und rief um Hilfe. Zwei Rettungssanitäter kamen angelaufen und kümmerten sich um mich. Ich wurde in den Krankenwagen gebracht und mit Blaulicht ins Krankenhaus gefahren.

Ich kam in die Notaufnahme und Kordula war die ganze Zeit bei mir. Sie erklärte in der Notaufnahme, was passiert war und welche Vorerkrankungen ich habe. Der diensthabende Neurologe kam sofort zu mir und untersuchte mich. Ich wurde am EKG angeschlossen und es wurde ein Zugang gelegt, um mir intravenös Medikamente zu geben. Danach kam ich ins CT, um einen neuen Apoplex abzuklären. Inzwischen war meine Tochter mit ihrer Freundin eingetroffen. Kordula begrüßte die beiden und erklärte, was geschehen war. Ich lag wie eine Marionette im Bett, an sämtlichen Apparaten angeschlossen, und starrte vor mich hin. Ich hatte große Angst und mir schoss nur durch den Kopf, bitte nicht wieder das Sprachzentrum. Sara setzte sich zu mir und hielt meine Hand. Sie küsste mich auf die Stirn und sagte: „Mensch Mama, was machst du denn mit mir? Ich kann dich auch nicht alleine lassen. Du lässt dir immer was Neues einfallen“, und versuchte zu lachen. Aber ihr Gesicht war voller Sorge und ihr war zum Heulen zumute. Ich versuchte sie zu trösten aber es gelang mir nicht. Kordula verabschiedete sich und bat mich, sich später mal telefonisch zu melden.

Nach einer gewissen Zeit kam der Neurologe und informierte mich über die Ergebnisse der Untersuchungen. Es war kein Apoplex, sondern eine schwere Migräne, die aber nicht zu unterschätzen war, und er ermahnte mich besser auf meinen Körper zu hören und in Zukunft alles langsam angehen zu lassen. Ich war erleichtert, bedankte mich für diese gute Nachricht und konnte das Krankenhaus verlassen. Sara und Frieda nahmen mich in die Mitte und wir gingen zum Wagen. Die beiden jungen Frauen mussten erst einmal auf den Schrecken eine rauchen. Ich begrüßte meinen Hund, der im Auto war, und rief Nic an. Der hatte sich auch schon auf den Weg gemacht und war erleichtert, als er meine Stimme am Telefon hörte.

Frieda fuhr mein Auto zu mir nach Hause. Dann setzten wir uns an den Esszimmertisch und tranken einen Kaffee. Mich schauten drei Augenpaare streng an mit dem Kommentar: „Du hast es vom Arzt gehört, dass du alles ein wenig ruhiger machen sollst und nicht noch mehr, als du schon machst. Schalte deinen Anspruch hinunter und mache nicht mehr, als du sollst. Du kommst dafür kein Fleißkarte. Wir machen uns Sorgen um dich."

„Das fehlt mir jetzt auch noch, diese Moralpredigt", murmelte ich vor mich hin. Sara hörte es und schimpfte: „Das hörst du nicht gerne, du bist ein Dickkopf, aber ich bin es leid, mir immer Sorgen um dich zu machen, verstehst du das?" Ihre Augen funkelten wütend. Ich hielt es in diesem Moment für besser, nichts zu sagen. Sie hatte ja Recht, in der letzten Zeit musste Sara einiges durchmachen. Ich gab Sara zu verstehen, dass ich mich zukünftig etwas zurücknehme und auf meine Gesundheit achte.

Am nächsten Tag kam ich zur Arbeit und meine Mitarbeiter begrüßten mich erleichtert, dass ich wieder da war. Was soll ich sagen, ich hatte gute Vorsätze, mich zurückzunehmen, aber die Realität zeigte sich anders, der Alltag hatte mich zurück. Kordula ermahnte mich zwischendurch und drohte mit den Worten, „ich fahre dich nicht wieder ins Krankenhaus, wenn du so unvernünftig bist". Ich wusste, dass sie es mit mir gut meinte, aber die Arbeit musste gemacht werden und ich war in meiner Beziehung der Hauptverdiener. Ich konnte mich nicht zurücklegen. Nic war finanziell nicht in der Lage, für uns beide zu sorgen.

Mein Problem

Der Termin bei meinem Psychiater war, nachdem ich ihm von meiner Einweisung ins Krankenhaus berichtet hatte, alles andere als angenehm. Herr Denize war auch besorgt und fand die Reaktion meiner Tochter verständlich. Des weiteren gab er mir zu verstehen, dass ich mit dem Apoplex eigentlich noch mal Glück gehabt hatte, denn so eine Erkrankung kann mich auch zum Pflegefall machen oder ich kann sogar daran versterben. Ich hörte seine Worte aber es kam bei mir nur dünn an. Was wussten denn die Menschen um mich herum von mir? Alle hatten immer gut reden, aber letztendlich blieb doch alles an mir hängen. Ich musste arbeiten, um alles zu bezahlen, was Miete, Versicherungen und das Auto betraf. Nic war dazu nicht in der Lage. Wenn Sara schlecht drauf war oder mich brauchte, war ich immer da. Mein Vater wurde von mir mehr versorgt als von Anna, da sie seine Lebensgefährtin nicht leiden konnte. Dann hatte ich noch die Eigentumswohnung aus meiner Ehe am Hals, die noch nicht abbezahlt war. Mein Ex-Mann ging ohne Schulden aus unserer Scheidung raus. Und ich hatte alles auf meinen Schultern und dann musste ich mir noch solche Sprüche anhören? Ich war bedient und hatte das Gefühl, nicht mehr leben zu wollen.

Sollen mich doch alle Menschen in Ruhe lassen, die wissen doch gar nichts, dachte ich. Ich war erschöpft, als ich von meinem Psychiater kam. Nic sah es mir schon an, dass es für mich bei diesem Termin stressig war. Trotzdem fragte er nach, ob alles in Ordnung wäre. Was sollte ich darauf antworten? Ich sagte nichts und gab ihm zu verstehen, dass ich auch nicht reden wollte, und kluge Sprüche hatte ich genug gehört. Mit der Zeit bemerkte ich diese Gleichgültigkeit in mir und auch dass mich nichts mehr erfreute oder motivierte. Auf der Arbeit funktionierte ich, aber privat machte ich gute Miene zum bösen Spiel, keiner wusste, wie es mir wirklich ging. Und so sollte es auch bleiben, um nicht noch mehr von diesen Ratschlägen und Vorschlägen zu bekommen, wie ich mein zukünftiges Leben verändern sollte. Das Lied von Udo Lindenberg „Ich mach meinen Weg“ gehörte zu meinen Lieblingsliedern und mithilfe dieses Textes versuchte ich mich zu motivieren und mich nicht hängen zu lassen. Aber es war so schwer!

Der Moment der Hoffnung

An einem Sonntag wurde die ganze Familie, d.h. mein Vater mit Lebensgefährtin, Sara, Andy und Anna mit ihrem Mann von meinem Schwager zum Grillen eingeladen. Es war ein sonniger warmer Tag und alle hatten gute Laune. Die Kinder von meiner verstorbenen Schwester und auch mein Schwager hatten wir lange nicht gesehen und das erfreute uns alle noch mehr, als wir eingeladen wurden. Jeder hatte etwas mitgebracht. Salate, Desserts, Brot, alles, was das Herz begehrt, war aufgefahren und der Grill war auch startklar. Die ersten Fleischstücke wurden auf den Grill gelegt, aus den Lautsprechen der Stereoanlage kamen die aktuellen Sommerhits und wir Mädels sangen fleißig mit. Es war nicht schön, aber lustig und wir mussten lachen. Der Sekt und das Bier gehörten natürlich dazu und trugen zu der guten Laune bei.

Plötzlich schellte es an der Türe. Meine Nichte Isabell ging zur Haustüre und machte auf. Ich saß im Gartenstuhl und genoss den Sekt als plötzlich eine Stimme sage: „Hallo Mama." Ich drehte mich zu der Stimme um und sah Marc. Mir wurde flau und ich konnte es erst gar nicht glauben, was ich sah. Dann stand ich auf, ging auf Marc zu und nahm ihn fest in meine Arme. Ja, ich wollte ihn gar nicht mehr loslassen. Mein Gott, wie oft hatte ich diesen Augenblick herbeigesehnt, meinen Sohn wiederzusehen. Es war für mich Weihnachten, Geburtstag, Ostern, alles auf einmal, und ich musste mich stark beherrschen, um nicht loszuheulen und gleichzeitig vor Glück zu schreien. Emotional war ich gerade ausgeknockt und ich versuchte, wieder den Boden unter den Füßen zu bekommen. Anna kam auch freudestrahlend auf Marc zu und nahm ihn herzlich in den Arm. Alle begrüßten Marc und freuten sich, dass er an dieser Familienfeier teilnahm.

Es war für mich der schönste Tag seit langem und Marc und ich hatten uns einiges zu erzählen. Marc wollte auch von mir wissen, wie schlimm mein Schlaganfall gewesen war, aber ich schlug ihm vor, ein anderes Mal darüber zu sprechen. Heute wollte ich diesen

Tag genießen.

Marc und ich verabredeten uns zum Wiedersehen und wollten uns bei ihm zu Hause treffen. Ich erfreute mich an diesem Tag des Zusammenseins und war sehr gut aufgelegt. Die schönen Stunden mit der Familie vergingen wie im Flug und alle beteiligten waren der Meinung, dass sich das wiederholen müsse, und wir wollten in Kontakt bleiben. Dann verabschiedeten wir uns und fuhren erst meinen Vater mit Lebensgefährtin nach Hause und machten uns dann auf den Heimweg. Nic merkte meine Begeisterung, dass ich Marc gesehen hatte, und ich erzählte ihm euphorisch, wann ich ihn wiedersehen würde. Er lächelte leicht und gab mir zu bedenken, dass ich mir nicht zu viel davon versprechen soll. Ja, ich wusste, worauf Nic hinauswollte, und ich gab ihm klar zu verstehen, dass ich mir keine Illusionen machte. Er streichelte mir über die Wange und nickte. Auf der Arbeit hatte ich wohl viel zu tun und die Ansprüche der Vorgesetzten wurden auch nicht weniger, aber ich konnte im Moment gut damit umgehen. Das Wiedersehen mit meinem Sohn hat mir viel Kraft gegeben und ich freute mich einfach nur, dass er den Kontakt gesucht hatte. Unser Treffen war herzlich und harmonisch. Marc erzählte mir, dass er eine Ausbildung im Einzelhandel angefangen habe und auch regelmäßig zur Berufsschule ging. Ich erzählte ihm von meinem Apoplex, was er ganz schrecklich fand. Ich tat das Ganze aber schnell damit ab, dass alles wieder gut wäre.

So entwickelte sich ein regelmäßiger Kontakt zwischen Marc und mir. Auch seine Schwester ging er regelmäßig besuchen. Hoffentlich würde das so bleiben! Ich hatte große Angst davor, ihn wieder zu verlieren und wenn er mal schlechter drauf war und cholerisch wurde, behielt ich die Ruhe und hörte zu. Ich wusste, dass Marc noch Cannabis konsumierte und er zwischendurch wahnhaft wurde, aber er gefährdete keinen und auch sich selber nicht. Es war alles lenkbar und ich versuchte mit klaren Worten Marc zu begleiten. Es war kein Kuschelkurs und manche Gespräche verliefen auch so, dass Marc einfach den Telefonhörer auflegte. Ich blieb ruhig, saß es aus und lief ihm auch nicht hinterher, wenn Marc so ungehalten war. Meine Erfahrungen damit hatte ich in der Vergangenheit zu genüge gemacht und ich war nicht mehr bereit, ihm nur um des Friedens Willen das Gefühl zu geben, dass er es ja so schwer hat. Das war vorbei und ich ging den Weg mit ihm, auch wenn es Auseinandersetzungen gab.

Natürlich kostete das Kraft und Ausdauer doch ich war bereit für diesen Weg. Mit der Zeit wurde das Verhältnis zu meinem Sohn vertrauter und enger. Zu Nic hatte Marc einen guten Draht und öffnete sich immer mehr mit seinen Problemen und Sorgen. Es würde noch lange dauern, bis wir das Tal überwunden hatten und wieder auf dem Berg waren. Doch ich war zuversichtlich, dass es gelingen würde und die Ängste und Sorgen, meinen Sohn verloren zu haben, versandeten. Ich war wieder bereit, dem Ratschlag meines Psychiaters nachzukommen, eine Therapie in einer Rehaklinik zu machen.

Der Aufenthalt

Bei einem Arztbesuch bei meinem Psychiater wurde besprochen, in welcher psychosomatischen Klinik des vollstationären Aufenthalt für mich in Frage käme. Begeistert war ich nicht, denn meine Probleme waren doch gar nicht mehr so schlimm, dachte ich. Mein Arzt sah es ein wenig anders und hielt es für notwendig. Nic redete auf mich ein, bis ich mich dazu bereit erklärte. So, jetzt konnte ich keinen Rückzieher mehr machen und musste da durch. Der Antrag vom Psychiater wurde gestellt und ich unterschrieb den Antrag von der Krankenkasse, der per Briefpost verschickt wurde. Das konnte ja auch noch dauern, bis dieser Antrag von der Krankenkasse genehmigt werden und ich einen Platz in der Rehaklinik bekommen würde, was ja mindestens ein Jahr dauern konnte, um die Reha anzutreten (das war mein Wunschdenken).

Es vergingen vier Wochen, als ich plötzlich einen Anruf bekam, den ich nicht gleich zuordnen konnte. Es war eine Ärztin, die ich nicht kannte. Sie stellte sich vor und kam sofort zur Sache. Das dämmerte es mir, es war die Ärztin von der Rehaklinik und sie benötigte noch einige Eckdaten sowie Diagnosen meiner Erkrankungen. Ich gab alle gewünschten Informationen preis und schon sagte mir die Ärztin erfreut, dass ich in zwei Wochen meine Reha beginnen könne. Ich willigte bei dem vorgeschlagenen Termin ein und bekam von der Ärztin noch ein paar Tipps, was ich an Kleidung mitbringen sollte. Als das Gespräch beendet war, überlegte ich mir, ob es richtig war, den Termin anzunehmen oder lieber auf später zu verschieben. Aber es führte doch zu nichts, wenn ich verschieben würde, den Aufenthalt musste ich antreten, so oder so, gestand ich mir ein. Wie sagt man so schön, Augen zu und durch. Ich klärte alles mit meiner Chefin ab und besorgte noch Unterlagen, die ich für den Rehaaufenthalt mitbringen musste.

Für mich viel zu schnell war der Aufnahmetag da und Nic fuhr mich dorthin. Die Klinik lag in einem schönen Grünviertel mit Waldfläche. Schön war es ja, musste ich zugeben, aber der Anlass war nicht toll. Wir gingen zur Anmeldung und gaben dort meine Unterlagen ab. Dann mussten wir im Wartezimmer Platz nehmen. Ich schlug Nic vor, nicht mit mir zu warten, bis ich aufgerufen werde, sondern wieder nach Hause zu fahren, da er ja fast drei Stunden fahren musste. Nic war einverstanden und verabschiedete sich von mir und ich wartete, bis ich aufgerufen wurde. Es war eine nette Ärztin, die mich begrüßte, und wir verstanden uns sofort.

Nach dem Gespräch und der Untersuchung erklärte sie mir, auf welcher Etage ich welches Zimmer beziehen sollte. Mit meinem Gepäck machte ich mich auf die Suche nach meinem Zimmer.

Das Haus war übersichtlich und gut mit Hinweisschilden ausgestattet. Schnell fand ich die Etage und auch das Zimmer, in dem ich unterkommen sollte. Eine Pflegekraft sah mich und kam freundlich auf mich zu. Sie stellte sich vor und half mir, mein Gepäck in das Zimmer zu bringen. Es war ein Zweibettzimmer mit Balkon und einer Nasszelle. Nicht übermäßig groß, aber akzeptabel. Die Pflegekraft klärte mich über die Hausordnung auf und die Zeiten für das Essen. Des weiteren erwähnte sie, dass die Hauskost vegan wäre und auch Getränke dementsprechend ohne Koffein und Süßungsmittel wären. Na ja, dachte ich, wie gut, dass ich meinen Kaffee mitgebracht hatte.

Meine Bettnachbarin kam ins Zimmer und begrüßte mich. Sie machte einen netten Eindruck und wir stellten uns kurz vor. Ihr Name war Jana und wir waren sofort beim Du, was die Annäherung etwas erleichterte. Jana zeigte mir den Schrank und auch andere Verstauungsmöglichkeiten meiner Utensilien. Sie kannte sich schon gut aus und erzählte mir, dass sie schon zum zweiten Mal Gast in diesem Haus war und es ihr gutgetan hatte. Da wollte ich mich aber nicht drauf verlassen und mir einen eigenen Eindruck verschaffen. Jana ging mit mir durchs Haus und zeigte mir die Anwendungsbereiche und zum guten Schluss den Speisesaal. Wir gingen zu einem Tisch, wo schon einige Patienten Patz genommen hatten. Auch dort stellte ich mich vor und nahm auf dem mir zugewiesenen Stuhl Platz.

Was mir sofort auffiel, war, dass die Nahrungsangebote in Buffetform zur Verfügung standen und jeder nehmen konnte, worauf er Appetit hatte. Das war schon gut, da ich von meiner Nahrungsaufnahme sehr wählerisch war. Beim Essen wurden die Neuigkeiten vom Vormittag ausgetauscht und wer noch am Nachmittag Anwendungen hatte. Mein Gegenüber war nicht begeistert von den Gruppenangeboten und zeigte sich eigentlich ziemlich genervt. Er hieß Martin und warf einen Blick zu mir rüber mit der Bemerkung: „Da kommt noch einiges auf dich zu und das vier Wochen", und lachte. Ich wollte das Thema in eine andere Richtung lenken und fragte, wo man sich Kaffee holen könne. Alle lachten und gaben die Antwort: „Du bekommst morgens und zum Kuchen Kaffee, sonst steht dir hier kein Kaffee zur Verfügung."

„Das ist aber nicht", alles amüsierte sich Martin, „es ist Karokaffee und er schmeckt fürchterlich."

„Was zum …", rutsche es mir raus, „ich kann auf alles verzichten, nur nicht auf Kaffee."

Als Reaktion über mein entsetztes Gesicht und meine Äußerungen brachten die anderen Teilnehmer nur tröstend über die Lippen: „Willkommen im Club, wir haben aber Möglichkeiten an einen guten Kaffee zu kommen", und sie zwinkerten mir zu.

Gegenüber der Klinik war ein kleiner Lebensmittelladen, der Kaffee und andere Lebensmittel anbot.

Die ersten Tage der Eingewöhnung waren für mich nicht einfach. Die Mitpatienten und auch meine Bettnachbarin waren nett, aber depressiv und dadurch nicht bester Laune. Jana hatte oft schlechte Tage und weinte viel. Sie vertraute mir und erzählte, was sie belastete. Ich hörte ihr zu und versuchte sie aus ihre Negativstimmung etwas herauszuholen. Das hatte ich gelernt und wusste, wo man ansetzen musste. Schnell musste ich für mich feststellen, dass ich mich nicht auf mich konzentrierte, sondern auf meine Bettnachbarin, dass es ihr einigermaßen gut ging. Jana hatte noch zwei Tage Klinikaufenthalt, dann sollte sie wieder nach Hause entlassen werden. Am letzten Tag war Jana besonders schlecht drauf und ich musste die Ärztin informieren. Meine

Bettnachbarin bekam zusätzlich Medikamente und verbrachte den ganzen Tag im Bett. Sie tat mir leid und ich fühlte mich verantwortlich, sie mit Getränken und essen zu versorgen. Jana bedankte sich meine Fürsorge und ihre Stimmung wurde gegen Abend besser. Die Nacht dagegen war unruhig und Jana lief im Zimmer auf und ab. Da ich auch nicht schlafen konnte, versuchte ich beruhigend auf sie einzuwirken. Die Pflegekraft kam und gab Jana noch einmal Medikamente, um schlafen zu können. Gegen fünf Uhr morgens schlief sie ein und ich dann auch.

Als ich aufstand, fühlte ich mich wie gerädert. Meine Bettnachbarin schlief tief und fest. Ich zog mich an, ging zum Frühstück und konnte meine Augen kaum aufhalten. Nach meinem Kaffee ging es besser und ich hatte Gruppentherapie auf dem Tagesplan stehen. Toll dachte ich mir, wieder Probleme besprechen, die andere Teilnehmer dieser Gruppe hatten. Dazu hatte ich absolut keine Lust, aber man musste daran teilnehmen.

Mittags kam ich auf das Zimmer und verabschiedete Jana, die schon abreisefertig mit ihrem Koffer im Flur stand. Sie wurde von ihrem Lebensgefährten abgeholt und ich winkte ihr aus dem Fenster zu. Dann legte mich nur noch aufs Bett und schlief sofort ein.

Irgendwann gegen Abend wurde ich wach und hatte weder Lust, zum Abendbrot zu gehen noch irgendwelche Mitpatienten zu sehen. Nach anderthalb Wochen Aufenthalt war ich schon mehr als bedient und sah auch nicht die Notwendigkeit, bis zum letzten Aufenthaltstag zu waren. Nic wollte mich am Wochenende besuchen und dann würde ich mit ihm darüber reden.

Am nächsten Tag ging ich zu meinen Therapiegesprächen und zur Visite. Die Ärztin fragte mich nach meinem Befinden und ob die Therapieeinheiten mir halfen. Leider musste ich ihr mitteilen, dass ich mir das etwas anders vorgestellt hatte und ich die Behandlungseinheiten beim Logopäden vermissen würde. Sie versprach mir, sich darum zu kümmern, und ordnete noch zusätzliche Entspannungstherapien an. Am Wochenende fand keine Therapie statt und man konnte den Tag für sich verplanen. Nic kam mich besuchen und hatte sich in einem Hotel ein Zimmer gebucht, damit er bis Sonntag bleiben konnte.

Nach einem ausgiebigen Spaziergang lud mich Nic zum Essen ein. Wir saßen uns gegenüber und Nic musterte mich. Es dauerte nicht lange, bis er mich fragte ob alles in Ordnung wäre. Da sprudelte es aus mir heraus: „Ich fühle mich hier nicht wohl und sehe die Notwendigkeit meines Aufenthalts nicht.“ Ich war etwas genervt und erzählte meinem Lebensgefährten, was ich in den anderthalb Wochen mit meiner Bettnachbarin erlebt hatte und dass meine Tagesangebote, besonders die Gruppenangebote, mich auch nicht besonders ansprachen. Nic schmunzelte etwas und sagte zu mir: „Du willst dich gar nicht auf etwas einlassen, um es mal auszuprobieren, sondern du lehnst es von vornherein ab.“

Ich wollte widersprechen, doch ich hatte keine Argumente dagegen und musste mir eingestehen, dass etwas Wahres dran war.

Kleinlaut gab ich zu, dass ich unbedingt nach Hause wollte und diese Klinik für mich fürchterlich war. Nic schlug mir vor, mit der Ärztin darüber zu sprechen, da es keinen Sinn machte diesen Aufenthalt zu verlängern. Ich war ihm dankbar dafür, dass er mich nicht versuchte umzustimmen und ich von ihm auch keine Vorhaltungen bekam.

Es wurde Abend und Nic musste sich auf dem Weg machen. Wir verabschiedeten uns und ich ging zurück in die Klinik. Auf dem Weg dorthin klingelte mein Handy, es war mein Vater. Ich nahm das Gespräch an und begrüßte ihn mit den Worten: „Na, wolltest du von deiner liebsten Tochter das Stimmchen hören“, und lachte.

Am anderen Ende hörte ich eine ernste traurige Stimme. Mein Vater berichtete mir, dass sein Bruder verstorben sei und er es gar nicht fassen konnte. Heinz sei seinem Haus auf den Boden liegend von seiner Tochter gefunden worden. Bärbel, die Tochter, hatte versucht ihn mit Beatmung und Herzmassagen wieder zurückzuholen, doch es war zu spät. Sie musste die Polizei anrufen und durfte an dem Tatort nichts anfassen oder verändern. Die Kripo kam dann etwas später mit dem Arzt, der den Tod feststellte. Der Leichnam wurde zur Rechtsmedizin überführt, um die

Ursache für den Tod festzustellen. Für meine Cousine und für meinen Vater war es natürlich ein Schock. Später stellte sich heraus, dass mein Onkel durch einen Apoplex verstorben war.

Mir tat mein Vater leid, denn ich wusste, wie sehr er seinen Bruder geliebt hat. Ich fand es für die Beteiligten traurig. Ich hatte überhaupt keinen Bezug zu ihm und empfand dadurch auch keine Traurigkeit.

Nic und ich versuchten, Vater zu trösten, und sprachen lange miteinander. Am Ende des Gespräches versprachen wir ihm, zusammen zur Beerdigung zu gehen, was er gerne annahm. Jetzt hatte ich ja auch einen familiären Grund, diese Reha abzubrechen, und ich informierte die Pflegekraft auf der Station, dass ich gerne ein Gespräch mit der Ärztin möchte.

Sie trug mich für ein Gespräch am nächsten Tag ein. Das Gespräch mit der Ärztin war kurz. Ich informierte sie über den Tod meines Onkels und dass ich den Aufenthalt in der Klinik abbrechen wollte. Sie zeigte Verständnis für meine Entscheidung und wir klärten den Entlassungstag. Zwei Tage später holte mich Nic von der Rehaklinik ab und ich kam nach Hause. Die folgenden Tage waren mit vielen Terminen behaftet. Meinen Vater hatte ich als ersten kontaktiert, dass ich wieder zu Hause war und ihn besuchen wollte. Er freute sich und wir verabredeten uns. Natürlich erzählte mir mein Vater viel über seine Kindheit und was er so mit Hans angestellt hatte. Vor mir saß ein trauriger alter Mann, der mit dem Tod seines Bruders mit sich selbst innerlich abgeschlossen hatte. Mein Vater wollte nicht mehr.

Das Leben und der Tod

Die Beerdigung meines Onkels war für meinem Vater kaum zu ertragen. Ich hatte ihn so bei meiner Mutter erlebt. Die Messe und die die Verabschiedung an der Urne ließen meinen Vater in Minuten altern. Er legte die Hand auf die Urne und flüsterte, „warum hast du mich alleine gelassen?“. Ich dachte, mein Vater würde jeden Moment umfallen. Wir begleiteten ihn stützend aus der Kirche. Nic hatte sich frei genommen und war an meiner Seite. Diese arrogante und dumme Lebensgefährtin von meinem Vater war auch dabei. Sie ging schweigend hinter uns her und verhielt sich ruhig. Tage später erfuhr ich von Anna, dass unser Vater auch beim Bestatter gewesen war, um sich von seinem Bruder zu verabschieden. Er traf sich dort mit unserer Cousine. Als er vor dem Leichnam stand, ohrfeigte er seinen Bruder und äußerte wütend, „das ist dafür, mich einfach alleine zu lassen“.

Meine Cousine war geschockt und wusste nicht, wie sie reagieren sollte. Sie kam selber aus einem Pflegeberuf aber so ein Verhalten war ihr fremd. Sie machte nichts und sagte auch nichts, sondern packte meinen Vater unter dem Arm und begleitete ihn aus dem Verabschiedungsraum.

Allerdings konnte ich mir dieses Verhalten auch nicht erklären und hätte sehr wahrscheinlich auch so gehandelt. Wir haben unseren Vater nie gefragt warum er seinen verstorbenen Bruder geohrfeigt hat, ich vermute heute, dass er diesen seelischen Schmerz nicht anderes verarbeiten konnte. Diese Frage werden wir nie beantwortet bekommen.

Nic und ich besuchten regelmäßig meinen Vater und schauten nach dem Rechten. Mein Vater mochte Nic sehr und vertraute ihm. Wenn Reparaturen im Haus anstanden oder Arzttermine wahrgenommen werden mussten, war Nic zur Stelle. Sie verstanden sich prächtig und für meine Schwester und mich war es eine Erleichterung. Bei einem Besuch bei meinem Vater erzählte er uns, dass er in de, Vorgarten vor seinem Haus gefallen sei. Wie es zu diesem Sturz gekommen war, konnte er nicht sagen. Er kam zu sich und lag auf der Randbepflanzung. Auch auf unsere Nachfrage hin, was er vorher gemacht hatte, konnte er sich nicht erinnern. Ich bat meinen Vater, nicht mehr Auto zu fahren, bis die Sache beim Arzt abgeklärt wurde. Damit tat er sich schwer und er wollte seine Beweglichkeit und die Flexibilität mit dem Auto nicht aufgeben. Meine Schwester machte einen Termin beim Neurologen und bat mich, den Vater zu begleiten. Sie selber war in Berlin zu einem Kongress und konnte nicht. Das Ergebnis nach der Untersuchung und der Aufnahme vom Kopf war alles andere als beruhigend. Mein Vater hatte eine starke Kalkablagerung an zwei Halswirbeln, die die Sauerstoffversorgung zum Gehirn bei bestimmten Bewegungen unterbrach. Das führte zu dieser Bewusstlosigkeit und man konnte es nicht vorher erkennen, es passierte spontan. Die Neurologin empfahl eine zeitnahe Operation, da der Zustand sich verschlimmern würde. Uns war sofort klar, dass mein Vater das Autofahren erst mal an den Nagel hängen musste. Diese Ressource aufzugeben, war für ihn schlimm. Er hörte sich alles in Ruhe an und war mit dieser Operation sofort einverstanden. Meine Schwester wurde von mir über alles informiert und sie setzte sich mit dem Krankenhaus in Verbindung, in dem der operative Eingriff stattfinden sollte. Mein Vater, der Privatpatient war, bekam sehr schnell einen OP-Termin.

Anna fuhr am Tag der Operation unseren Vater zum Krankenhaus, um mit dem Arzt und Pflegepersonal zu sprechen. Sie selber war in der Institution angestellt und kannte die Ärzte und auch die Mitarbeiter aus der Pflege.

Die Operation ging über sieben Stunden und der alte Mann wurde im Sitzen operiert, da es anders nicht möglich war. Als er auf die Intensivstation kam, war Anna vor Ort und erkundigte sich nach dem Befinden unseres Vaters. Nach Auskunft des Arztes war die Operation gut verlaufen und es bedurfte einiger Zeit, bis er wieder laufen könne, da die Halswirbel mit Schrauben versteift wurden und der Heilungsprozess entsprechend dauern würde. Unser Vater bekam starke Schmerzmittel und war dadurch ausgeknockt. Für uns war es beruhigender, dass er keine Schmerzen hatte und diese Begleiterscheinung der Somnolenz war ja nur für eine gewisse Zeit. Nach vier Tagen Intensivstation kam Vater wieder auf die Station zurück. Nic und ich besuchten ihn und sahen sofort, dass er in einem schlechten Allgemeinzustand war. Diese Operation hatte ihn ziemlich mitgenommen und er war sehr schwach. Essen wollte Vater nicht, nur trinken. Nic hielt ihm den Schnabelbecher an den Mund, aber selbst dieses Schlucken der Flüssigkeit bereitete ihm Schmerzen. Er wurde zusätzlich intravenös mit Flüssigkeit versorgt. Es bereitete uns schon Sorgen, wie er dort lag. Nach einer Stunde Besuchszeit wurden wir von dem Pflegepersonal gebeten, zu gehen, da Vater noch zu einer Kopfaufnahme musste. Nic versprach ihm am nächsten Tag zur Mittagszeit wiederzukommen.

Abends telefonierte ich mit meiner Schwester und wir vereinbarten die Besuche für den Vater. Nic hatte in der Woche Spätdienst und konnte vorher zum Essenanreichen den Vater besuchen. Ich und meine Schwester wechselten uns für den Besuch am Nachmittag ab. Die ersten drei Tage waren, was die Allgemeinbefindlichkeit meines Vaters anging, weiter schlecht. Nic schaffte es mit „Geduld und Spucke“, ihn zum Essen zu bringen. Nicht viel, aber ein wenig und Nic war zuversichtlich, dass unser Vater wieder auf die Beine kommen würde. Ich hatte da eine andere Meinung und sah die Veränderung, dass mein Vater eigentlich gar nicht mehr wollte.

Ach ja, das hätte ich beinahe vergessen. Die Lebensgefährtin hatten wir ja auch noch zu versorgen, das hatte ich meinem Vater versprochen, zähneknirschend. Diese holte ich samstags und sonntags immer zum Besuch ab. Da sie auch nicht gut drauf war und auch demenziell verändert, war es besser, sie mit dem Auto abzuholen und wieder vor der Haustüre abzusetzen. Sie hatte auch eine Tochter, die sich aber nicht um sie kümmerte und gerne lange schlief. Hannelore, so hieß die Lebensgefährtin meines Vaters, wurde von mir Samstagmorgen zum Krankenhausbesuch abgeholt. Sie war während der Fahrt sehr redselig und sagte immer wieder, wie sie sich auf Winfried freut. Ich konnte es schon langsam nicht mehr hören, lächelte aber trotzdem verbissen. Als wir in das Zimmer kamen, ging Hannelore schnurstracks auf meinen Vater zu und rief fast hysterisch: „Winfried, mein Schatz, wie habe ich dich vermisst", und presste ihre Hände gegen den Kopf meines Vaters und küsste ihn.

Mein Vater sagte mit schmerzverzerrtem Gesicht: „Hannelore, mein Kopf, lass meinen Kopf los, das tut weh."

Doch Hannelore reagierte gar nicht, bis ich dazwischen ging und sie freundlich mit einem bissigen Unterton darauf aufmerksam machte, dass Winfried noch Schmerzen am Kopf hatte durch diese Operation. Dann hatte sie es begriffen und ließ den Kopf los. Erschöpft legte Winfried seinen Kopf vorsichtig ins Kopfkissen zurück. Ich verdrehte die Augen und hoffte, dass diese Lebensgefährtin ihn nicht zu sehr strapazierte. Genervt von dem Besuch und von der Gegenwart von Hannelore verabschiedeten wir uns von meinem Vater und ich fuhr die fürchterliche Person nach Hause.

Während der Fahrt erzählte sie mir, was sie alles machen würde, wenn Winfried wieder bei ihr zu Hause wäre. Ich versuchte ihr begreiflich zu machen, dass mein Vater erst nach dem Krankenhausaufenthalt in die Reha musste. Sie sah mich an und antwortete spitz: „Da fahr ich natürlich mit, ich lasse Winfried doch nicht alleine."

In diesem Moment hielt ich es nicht für sinnvoll, ihr mitzuteilen, dass mein Vater dort stationär aufgenommen werden würde und sie nicht mitkönne. Sie würde es früh genug erfahren.

Zwei Tage später, als Nic zum Krankenhaus fuhr, lag mein Vater fixiert im Bett. Sofort suchte er das Stationszimmer auf und wollte in Erfahrung bringen, warum mein Vater am Bett mit Handfixierungen festgemacht wurde. Die diensthabende Ärztin erklärte Nic, dass mein Vater in der Nacht immer wieder aufgestanden und dadurch zweimal gefallen sei. Wir Kinder fanden es natürlich nicht gut, dass unser Vater am Bett fixiert werden musste, aber zu diesem Zeitpunkt hatten das Pflegepersonal keine andere Möglichkeit, um weitere Verletzungen zu vermeiden, da unser Vater die Eigengefährdung nicht sah. Er hatte durch die lange Operation ein Durchgangssyndrom entwickelt und war weder zur Situation noch zur eigenen Person orientiert. Wir hofften, dass sich das mit der Zeit wieder normalisieren und er seine Selbstständigkeit wieder zurückgewinnen würde. Die nächsten zwei Tage verliefen, was das Verhalten meines Vaters betraf, nicht besser.

Wenn Nic ihn besuchte, kamen die Handfixierungen ab und er konnte anfangen, wieder selber seine Mahlzeiten einzunehmen. Das Pflegeteam erzählte Nic, dass mein Vater in der Nacht aus dem Bett uriniere und die Urinflasche nicht benutze. Ich ging zu diesem Zeitpunkt täglich zu meinem Vater und trainierte mit ihm das Sitzen auf der Bettkante und auch das Stehen.

Hannelore hatte ich nach einem Streit zwischen uns nicht mehr abgeholt. Sie kam dann mit ihrer Tochter meinen Vater besuchen. Mit der Zeit kam die Erinnerung bei meinem Vater wieder zurück auch das Laufen an dem Rollator funktionierte mit Begleitung gut. Nic hatte alle Hilfsmittel, die er benötigte, besorgt, auch den Rollator. Für diese Unterstützung und seine Präsenz und Versorgung bei meinem Vater war ich ihm sehr dankbar.

An dem folgenden Samstag kam die Stationsärztin zu uns und teilte uns mit, dass unser Vater in ein anderes Krankenhaus verlegt werden muss, da er aufgrund seines Allgemeinzustands nicht nach Hause konnte und die Ärztin eine Aufnahme für eine dringende Operation hatte. Anna und ich hatten dafür Verständnis und erklärten es unserem Vater, dass er für zwei Tage in ein anderes Krankenhaus musste, bevor er in die Reha aufgenommen werden würde. Der Umzug ging reibungslos über die Bühne und er bekam ein Einzelzimmer. Ich fuhr nachmittags zu ihm und hatte Stoppersocken gekauft, damit er in der Nacht nicht ausrutschte, wenn er zur Toilette musste. Als mein Vater und ich in seinem Zimmer einen Kaffee tranken, sagte er zu mir: „Die Hannelore ist schon ziemlich durcheinander und auf Hilfe angewiesen.“ Er schaute mich an und meinte, dass sie schon arm dran wäre und die Tochter sich nicht um sie kümmerte. Dann kam spontan von mir eine Äußerung, mit der mein Vater nicht gerechnet hatte. Ich sah ihn an und erklärte ihm: „Vater, Hannelore ist ein dummer arroganter selbstverliebter Mensch, der meint, dass alle für ihn da sein müssen. Das ist aber von ihr eine falsche Annahme. Sie ist nicht unsere Mutter. Anna und ich sind für sie verantwortlich und wollen uns auch nicht sie kümmern. Sie hat eine Tochter und viel Geld. Dann soll sie sich eine Pflegeperson nehmen. Mich interessiert diese Person nicht, mich interessiert nur, dass du, lieber Vater, wieder auf die Beine kommst, und eins kann ich dir sagen, Anna sieht es nicht anders."

Dabei schaute ich meinen Vater streng an. Er begriff sofort, dass Hannelore von uns nur geduldet wurde und wir es ihm zu liebe gemacht habe, sie zu Feiern mit einzuladen. Er ging in sich und streichelte mir über die Wange. Dann drückte er mich ganz fest und sagte leise: „Alice, fahr jetzt nach Hause, es ist schon spät."

Ich verabschiedete mich mit den Worten: „Papa, zieh die Stoppersocken an, wenn du aufstehst. Morgen komme ich wieder und dann laufen wir am Rollator." Ich winkte ihm zu und ging.

Gegen vier Uhr morgens schellte bei uns das Telefon. Da ich einen leichten Schlaf habe, war ich sofort wach und eilte zum Telefon. Anna hatte angerufen und teilte mir weinend mit, dass unser Vater verstorben ist. Ich konnte es im ersten Moment überhaupt nicht realisieren und dachte, ich träume, aber ich träumte nicht. Es war die Wahrheit. Nic und ich zogen uns sofort an, um zum Krankenhaus zu fahren. Unterwegs rief ich noch Sara an um ihr zu sagen das ihr Opa verstorben ist. Sie war außer sich und wollte mit ins Krankenhaus. Wir holten Sara auf dem Weg zum Krankenhaus ab und fuhren gemeinsam dort. An der Eingangstüre trafen wir Anna und meinen Schwager Rainer. Wir gingen zusammen auf die Station wo mein Vater aufgenommen wurde. Die Pflegekraft kam uns entgegen und begleitete uns ins Zimmer. Als wir eintraten, gingen wir zum Bett, wo der Leichnam meines Vaters aufgebahrt war. Es war sehr still, keiner sagte etwas, nur das eine oder andere leise Schluchzen war zu hören. Ich ging zum

Bett und sagte: „Na, du Schlawiner, haste dich davongeschlichen." Sein Gesicht sah entspannt und zufrieden aus. Ich streichelte seine Wange und ging zur Seite. Sara war in Tränen aufgelöst und wurde von Rainer tröstend in den Arm genommen. Meine Schwester wurde von der Pflegekraft umsorgt und Nic war ganz nah bei mir. Da der Bereitschaftsarzt den Totenschein nicht auf einen natürlichen Tod ausstellte, kam mein Vater zur Leichenschau in die Rechtsmedizin.

Nachdem wir aus dem Krankenhaus kamen, verabredeten wir uns zum Frühstück bei Anna und Rainer. Wir wollten zusammen sein und gemeinsam den Verlust verarbeiten.

Das Erbe

Der Rest der Familie traf sich meiner Schwester zum gemeinsamen Frühstück. Die Stimmung war traurig, jedoch entspannt. In unseren Gesprächen ging es in erster Linie darum, was geschehen war, dass unser Vater von jetzt auf gleich verstarb. Er hatte sich von seiner schweren Operation gut erholt und der Aufenthalt in der Rehaklinik sollte eine Unterstützung sein, um seine körperliche Selbstständigkeit wiederzuerlangen. Es sollte nicht so sein und mir ging spontan durch den Kopf, er wollte nicht mehr leben. Ich erzählte meinen Besuch vom Vorabend und dass er von mir mitgeteilt bekommen hatte, dass wir Kinder Hannelore weder besuchen noch pflegerisch versorgen würden, wenn ihm etwas passieren würde. Alle Anwesenden wollten schon wissen, wie er darauf reagiert hatte, und ich erzählte ihnen, dass in diesem Moment der klaren Botschaft an unseren Vater sich in seinem Gesicht etwas abspielte, was ich im Nachhinein als Abschluss für ihn zum Leben sah. Ich sprach auch in der Runde aus, dass ich es meinem Vater zutraute, dass er selbst nachgeholfen hatte, um zu sterben. Ich weinte dabei, aber es war kein tiefer Schmerz, der mich dazu brachte, sondern ein erleichterndes Gefühl, dass er das gemacht hatte, was er für sich entschieden hatte.

Vater starb innerlich an dem Tag, als meine Mutter starb. Damals ging ich mit ihm zusammen zum Auto, wo er mir mitteilte, dass er sein Leben eintauschen würde, damit seine Frau weiterleben kann. Und das nahm ich ihm auch ab.

Nachdem wir den traurigen Teil des Morgens besprochen hatten, erinnerten wir uns an die schönen und lustigen Dinge, die wir mit den Eltern erlebt hatten. Dabei wurde Wein und Sekt getrunken und viel erzählt. Bei manchen Geschichten, die von den Einzelnen vorgetragen wurden, wurde auch gelacht, und das tat gut. Die Stimmung stabilisierte sich. Ob es mit am Alkohol lag, weiß ich nicht, zumindest hatte er es unterstützt. Zum späten Nachmittag fuhren wir nach Hause. Meine Schwester nahm Kontakt mit dem Bestatter auf und vereinbarte mit ihm einen Termin zur Besprechung. Zeitnah wurde der Termin vereinbart und Anna und ich trafen uns dort. Während des Gesprächs rief die Polizei bei meiner Schwester auf dem Handy an. Sie wollten von uns wissen, ob wir eine Anzeige gegen das Krankenhaus oder die Nachtwache stellen wollten. Anna war außer sich und gab mir das Handy. Der Mitarbeiter der Kripo war sehr freundlich und erklärte mir, dass er das fragen müsse, bevor der Leichnam freigegeben wurde. Wenn wir eine Anzeige stellten, würde der Leichnam in der Rechtsmedizin intensiv untersucht. Die Antwort von mir war kurz und klar. Wir wollten keine Anzeige stellen, weder gegen das Krankenhaus noch gegen die Nachtwache. Mein Vater war selbstbestimmend und zu diesem Zeitpunkt orientiert. Er hätte schellen können, was er nicht tat. Also, wem sollte man einen Vorwurf machen. Der Kripobeamte nahm meine Aussage schriftlich auf und veranlasste die Freigabe des Leichnams.

Der Tag der Beerdigung war noch einmal mit vielen Gefühlen behaftet, aber es war gut auszuhalten. Als ich allerdings Hannelore mit ihrer Tochter und ihrem Schwiegersohn sah, war ich bedient. Anna übernahm die Begrüßung der Familie und ich konnte mich zurückziehen. Es waren viele Menschen auf der Beerdigung und wir hatten danach zur Rauhe eingeladen. Ich kümmerte mich um die Verwandten und Anne um die Freunde und Bekannte. Nach der Rauhe, als alle Anwesenden sich auf den Heimweg begaben, fuhren wir als Familie noch zum Elternhaus und setzten uns zusammen ,um gemeinsam den Tag Revue passieren zu lassen. Das schlimmste hatten wir hinter uns und konnten jetzt selbst zu Ruhe kommen.

In den Tagen danach kümmerte wir uns um bürokratische Dinge wie Kündigungen von Versicherungen, Pflege und Aktualisierung des Grabsteins und das Ausräumen unseres Elternhauses. Mit der Entrümplung hatte Anna große Probleme und Nic und ich übernahmen diese Part. Da zu diesem Zeitpunkt viele Flüchtlinge nach Deutschland kamen, setzte Nic sich telefonisch mit der Diakonie in Verbindung und vereinbarte mit der Mitarbeiterin einen

Termin zur Abholung von Kleidung, Wäsche und Schuhe. Nachdem der Termin stand, informierte ich Anna darüber, dass wir die Garderobe und Wäsche der Kirche geben, um die Flüchtlinge zu versorgen, ganz im Sinne meines verstorbenen Vaters. Meine Schwester reagierte etwas geschockt und bemerkte, warum so schnell alles weg müsste. Die Antwort darauf von mir war: „Weil die Flüchtlinge diese Unterstützung brauchen und unsere Eltern immer so aufgestellt waren, anderen zu helfen. Außerdem kommen sie nicht wieder zurück und wir können andere Menschen in Not damit unterstützen."

Anna war pikiert, dass ich ihr das auf die Art und Weise mitteilte. Sie sagte dann nur kurz Tschüss und legte auf. Nic und ich packten fast hundert Säcke mit Kleidung und Wäsche, die zur Abholung auf den Etagen bereitlagen. Das Haus meiner Eltern hatte drei Etagen und war dementsprechend groß. So hatte sich viel angesammelt. Wäsche, Handtücher, Hemden und T-Shirts, original verpackt. Es war unglaublich, was wir aus den Schränken rausholten. Einen Tag vor dem Abholen der Wäschesäcke ging mein Schwager Rainer ins Haus, um nach dem Rechten zu sehen. Entsetzt erzählte er meiner Schwester, wie schlimm es in dem Haus mit diesen Säcken aussah. Natürlich ging kurze Zeit später bei uns das Telefon. Anna Stimme war aufgewühlt und sie echauffierte sich fast hysterisch am Telefon, dass Rainer ihr erzählt hatte wie schlimm es in dem Haus unsere Eltern aussehen würde. Sie war verbal kaum zu bremsen und redete in einem Fluss. Als sie mir ihren Unmut mitgeteilt hatte und ihre Stimmlage etwas ruhiger wurde, kam ich endlich zu Wort.

Leicht angesäuert von diesem Telefonat konterte ich: „Anna, du warst seelisch nicht in der Lage, das Haus auszuräumen. Nic und ich haben vier Tage damit zugebracht, die Kleidung aus den Schränken in die Säcke zu verpackten. Ich könnte mir auch etwas Schöneres vorstellen, das kannst du mir glauben. Und du hast nichts Besseres zu tun, als mich anzugehen und zu verurteilen. Vielen Dank, dafür."

Am anderen Ende war es mucksmäuschenstill. Dann kam leise

Annas Stimme und sie weinte: „Ich habe es noch nicht verarbeitet, tut mir leid.“

Wir hielten es für besser, das Telefonat zu beenden und uns irgendwann mal zusammenzusetzen.

Ich hatte auch mit dem Tod meines Vaters ordentlich zu kämpfen. Meine seelische Verfassung war nicht stabil und ich entwickelte Angstzustände der Verarmung und der Schutzlosigkeit. Das gestörte Verhältnis zu meiner Mutter und die Strenge von meinem Vater mit den Schlägen drehten sich in meinem Kopf wie ein Karussell, alles durcheinander, so dass ich keine klaren Gedanken mehr fassen konnte. Wenn ich das Elternhaus betrat, war mir nicht wohl und dieses Haus machte mir Angst. Es war ein Ort mit unschönen Erinnerungen und Traurigkeit. Zu diesem Ort hatte ich keinen positiven Bezug und daher fiel es mir nicht schwer, das Haus zu verkaufen und den Erlös untereinander aufzuteilen. Zwischen mir und Anna hatte sich durch ein Gespräch alles wieder entspannt und sie hatte durch ein Gespräch mit ihrem Arzt verstanden, warum ich so gehandelt hatte, das Haus so schnell wie möglich auszuräumen.

Jetzt stand als nächstes an, das Haus zu verkaufen. Wir bestellten einen Immobilienmakler, der sich das Haus ansah und einige Eckdaten aufschrieb. Der Makler musste noch einiges ausrechnen und wollte sich melden sowie er einen Preisvorschlag vorliegen hatte. Eine Woche später meldete sich der Makler und verabredete sich mit uns. Der errechnete Verkaufspreis war etwas enttäuschend für uns und wir wollten uns es durch den Kopf gehen lassen. Auf dem Weg nach Hause gab ich meiner Schwester zu verstehen, dass der Verkaufspreis mir zu wenig erschien und ich nicht damit einverstanden war. Anna war meiner Meinung und wir wollten noch einen anderen Makler beauftragen.

Nic erkundigte sich auch bei einem guten Bekannten, der im Immobiliengeschäft tätig war, wie es mit dem Wert unseres Elternhauses stand. Nachdem Nic ihm das Baujahr und andere wichtigen Daten durchgab, kam von dem Bekannten eine ernüchternde Antwort. Das Haus war von dem Immobilienmakler schon richtig eingeschätzt worden. Mehr konnte man nicht für diese Haus verlangen, da es in die Jahre gekommen war und einige Sanierungen anstanden. Wir mussten uns damit abfinden, dass das Haus nicht mehr einbringen würde als der vorgeschlagene Verkaufspreis. Schweren Herzens rief ich meine Schwester an und teilte ihr das Ergebnis mit. Sie nahm es gefasst, fast gut gelaunt hin und kam spontan mit der Frage um die Ecke: „Hättest du etwas dagegen, wenn ich in das Elternhaus ziehe? Ich würde euch auszahlen und das Haus blieb in der Familie."

Ich erwiderte: „Mache das, wenn du es möchtest. Ich habe kein Interesse an dem Haus."

Die beiden Kinder unserer Schwester waren auch damit einverstanden und Anna freute sich wie ein Kind. Sara, meine Tochter, hing auch an diesem Haus und freute sich genauso wie ihre Tante. So war das Thema Haus erledigt und alle waren zufrieden.

Wir Kinder hatten ordentlich geerbt. Die Eltern hatten viel gespart und das kam uns jetzt zu Gute. Die Konten der Eltern wurden aufgelöst und das Schließfach bei der Bank wurde geräumt und gekündigt. Dann wurde sich zusammengesetzt und auf das Erbe angestoßen. In unsere Familie ging alles sehr friedlich und harmonisch ab. Den Schmuck und den Familienschmuck bekam Anna. Ich wollte davon nichts, da es sich um Gelbgoldschmuck handelte und ich so etwas nicht trage. Für mache Menschen ist so etwas nicht zu verstehen, da dieser Schmuck ja einen Wert hat. Aber es geht nicht immer um materielle Dinge und da Anna diesen Schmuck trägt, war das doch eine gute Lösung. Wir hatten keinen Zwist untereinander und es war eine schöne Zusammenarbeit, die administrativen Notwendigkeiten gemeinsam zu erledigen. Alle hatten keine Probleme damit, dem anderen etwas zu gönnen oder ihm etwas zuzugestehen. Das ist auch eine gute Seite unserer Familie. Anna und ich verstanden uns gut und es war uns sehr wichtig, unseren Kontakt zu pflegen. Man konnte sich aufeinander verlassen und uns war ganz klar, dass wir uns nur noch hatten, der Rest der Familie lebten nicht mehr. Marc und Sara bekamen von mir eine ordentliche Summe aus dem Erbe und die

Freude der beiden war groß. Marc nahm das Geld als Anzahlung für eine Eigentumswohnung, Sara legte ihr Geld an. Die Kinder waren selig und ich war zufrieden, dass ich ihnen das ermöglichen konnte. Von einem Teil des Geldes zahlte ich Nics Auto aus und diverse Erneuerungen in der Wohnung. Mir bewusst zu machen, dass die Zeit und unser Dasein auf dieser Erde vergänglich sind, machte mich schon nachdenklich. Das erste Mal, als ich über die Vergänglichkeit nachdachte, war bei meinem Apoplex. Als Pflegedienstleitung wusste ich, wenn man zu einem Pflegefall wird, dass der Staat den Betroffen in der stationären Pflege nur das Pflegegeld bezahlt. Wenn der kranke Mensch vermögend ist oder Geld besitzt, muss er die restlichen Kosten selber tragen, bis das Vermögen aufgebraucht ist. Da ich nicht weiß, ob ich noch mal einen Schlaganfall bekomme oder aus anderen Gründen zum Pflegefall werde, sollten meine Kinder das Geld jetzt bekommen, was hart erarbeitet wurde. Das war mir sehr wichtig, da ich gesundheitlich angeschlagen war und keiner für mich zahlen soll.

Jetzt, nachdem unser Vater verstarb, war die Vergänglichkeit wieder sehr nah. Meine Gefühle und auch meine Traurigkeit, die ich damit verband, waren sehr belastend. Auch die immer wiederkehrenden Fragen, die ich mir selber stellte, waren immer die gleichen und ich hatte keine Antwort darauf. Meine Ängste und Sorgen wurden schlimmer und ich konnte mich nicht dagegen wehren. Meine Träume in der Nacht drehten sich um Verlust, Verantwortung dafür, dass es allen gut geht, und darum, keinen eigenen Anspruch zu haben. Ich brannte immer mehr aus. Auch Gedanken, kein Recht meines Daseins auf dieser Erde zu haben, stürzten mich in eine Depression.

Was mich am Leben hielt

Marc pflegte den Kontakt zur Familie. Sara war glücklich, ihren Bruder oft zu sehen. Die beiden machten viel in der Freizeit miteinander, so wie früher. Zu mir hielt Marc engen Kontakt. Er rief mehrmals in der Woche an und erkundigte sich, wie es mir geht. Er wusste, dass ich psychisch zurzeit angeschlagen war, und machte sich Sorgen. Er selbst hatte seine Lehre abgeschlossen und eine Festanstellung bekommen. Marc nahm kein Cannabis mehr zu sich und war motiviert, sich beruflich weiterzuentwickeln. Das war eine große Sorge weniger für mich und ich war dankbar dafür, dass er sich so positiv veränderte. Unsere Beziehung wurde immer besser und ich merkte, dass Marc die Nähe zu mir und Sara sehr vermisst hatte. Wenn ich sehr traurig war und mich mal wieder eine depressive Phase einholte, versuchte ich an meine Kinder zu denken und dagegen anzukämpfen. Nic unterstütze mich und lenkte mich mit Spaziergängen und Ausflügen ab. Es war schwierig, wenn ich meine depressive Phase hatte. Ich zog mich zurück und ließ keinen an mich heran. Dass meine Erkrankung nicht besser wurde, sondern schwieriger, war für meine Familie belastend und ging an die Nerven. Es war und ist eine Herausforderung, mit solchen Menschen zusammenzuleben. In den Momenten, wo ich alles als sinnlos empfand, dachte ich an meine Kinder und kämpfte gegen die Melancholie an. Das war mit viel Kraft und Arbeit verbunden, gegen sich selbst anzukämpfen. Diese Wechselphasen gut aufgelegt zu sein und dann wieder am Boden zu liegen und keine Kraft zu haben, sich selbst zu regeln, machten mich mutlos. Komme ich den überhaupt mal zu Ruhe und kann ich mich nur mal um mich kümmern? Die Gedanken schwirrten in meinem Kopf herum. Diese Traurigkeit, die mich immer wieder einholte, machte mein Leben nicht lebenswert, und ich sah es als Strafe, so eine Erkrankung zu haben. Vielleicht habe ich es auch verdient, so zu leiden, und die Eltern und Angehörigen hatten Recht damit, dass ich ein schrecklicher Mensch war und anderen nur Sorgen bereitete. Doch meine Kinder, meine Freundin, die mich schon so lange kennt, und Nic, mein Mann und Freund, an meiner Seite sehen mich nicht so, wie es damals meiner Eltern taten. Das ließ mich ein wenig hoffen, aber es war so schwer, etwas Positives anzunehmen.

Mir ging es zunehmend schlechter und ich fing wieder an alles auf mich zu beziehen. Meinen Körper, den ich ablehnte und auch die Zweifel, dass ich überhaupt von anderen Menschen gemocht oder sogar geliebt werde, wurden stärker. Alte Muster kamen wieder hoch. Wenn die Waage anzeigte, dass ich 500g zugenommen hatte, schlug ich mich, beschimpfte mich und der Tag war gelaufen. In meinem Job war mir nichts zu viel und ich arbeitete von morgens bis abends. Überstunden wurden nicht aufgeschrieben und ich unterstützte meine Kollegen teilweise noch in der Pflege, wenn Mitarbeiter sich krankmeldeten und ich laut der Einrichtungsleitung keine Zeitarbeit als Ersatz kommen lassen durfte. Ich war immer am Limit und ließ mir nicht anmerken. Hinzu kam, dass meine direkte Vorgesetzte mir am Quartalsende mitteilte, wie schlecht „mein Haus“ wirtschaftlich stand. Das machte Druck und ich gab alles. Irgendwann konnte ich nicht mehr und bekam einen Migräneanfall nach dem anderen.

Mein Psychiater schrieb mich krank und stellte einen Antrag für einen Rehaaufenthalt. Ich war soweit damit einverstanden bat allerdings um einen ambulanten Aufenthalt. Er war damit einverstanden und vermerkte es, obwohl er mir den vollstationären Aufenthalt empfahl. Ich wollte aber nicht, denn der stationäre Aufenthalt war noch sehr negativ in meinem Gedächtnis. Die Einrichtungsleitung Frau Koster wurde von mir darüber informiert, dass mein Arzt einen Antrag zu Reha gestellt habe, ich aber noch nicht wisse, wann der Aufenthalt stattfinden werde. Ihr Gesicht sprach Bände und sie meinte etwas spitz: „Dann sagten Sie mir früh genug Bescheid, damit ich es planen kann.“ Ihre Reaktion darauf empfand ich als etwas übertrieben, da war mir allerdings egal, da es mir nicht gut ging. Meine Arbeit konnte Frau Koster nicht bemängeln, meine Aufgaben hatte ich immer zeitnah erledigt. Die Begehung meiner Pflegeeinrichtung durch den Medizinischen Dienst wurde mit einer sehr guten Benotung abgeschlossen. Die Einstufungen der Pflegestufen waren korrekt und wurden von mir auch regelmäßig kontrolliert. Alles, was meine Aufgaben betraf, wurde von mir gewissenhaft und verlässlich erledigt. Doch meine Selbstzweifel waren immer präsent. Jeden Tag nach getaner Arbeit ließ ich den Tag Revue passieren und überlegte, ob ich allem gerecht geworden war. Auch nach Gesprächen mit den Mitarbeitern oder Angehörigen dachte ich über mein Verhalten nach, ob ich sachlich und nicht verletzend war. Einige Mitarbeiter empfanden mich als streng und hätten es lieber gehabt, dass ich etwas locker mit nicht gemachten Aufgaben umging. Es waren immer die gleichen Mitarbeiter, die oberflächlich arbeiteten. Ungepflegte Fingernägel der Bewohner, nicht gereinigte Tische und auch nachlässiges Versorgen bei den Bewohnern in der Pflege und beim Anreichen von Essen und Trinken ließen mich nicht gleichgültig und ich reagierte dementsprechend darauf. Diese Menschen waren auf unsere Hilfe angewiesen und benötigten Unterstützung. Wenn die Arbeit nicht gemacht wurde, kam natürlich eine Konsequenz von mir, und das war meistens ein Gespräch unter vier Augen. In meiner Stellung als Pflegedienstleitung trug ich eine Verantwortung für den Mitarbeiter und für den Bewohner. Die Mitarbeitergespräche wurden protokolliert und es war immer die Wohnbereichsleitung dabei. Aus meinen Erfahrungen bei solchen Gesprächen konnte man bei den Protokollen nachvollziehen was besprochen wurde, weil die Beteiligten es unterschreiben mussten. Wenn Mitarbeiter sich unfair behandelt fühlten, gingen zur Mitarbeitervertretung. Somit war man mit dem Protokoll und der dritten Person auf der sicheren Seite. Das waren unschöne Momente in meinem Job, auf die ich gerne verzichtet hätte, aber das sind Angelegenheiten, die da stattfinden, wo viele Menschen arbeiten. Zum Glück kam das nicht so häufig vor und ich hatte ein gutes Arbeitsverhältnis zu meinen Mitarbeitern.

Als ich an einem Donnerstagabend nach Hause kam, empfing mich Nic mit einem Brief von der Rehaklinik. Begeistert war ich nicht und ich öffnete diesen Brief zähneknirschend. Daraus ging hervor, dass ich in drei Wochen meinen ambulanten Aufenthalt antreten sollte. Das passte mir gar nicht. Ich hatte doch noch so viel auf der Arbeit zu tun. Nic war froh, dass der Termin zeitnah feststand und ich endlich fachliche Hilfe bekam.

Ich empfand meinen seelischen Zustand nicht als Besorgnis erregend, doch da stand ich mit meiner Meinung ziemlich alleine da. Der Rest meiner Familie machte sich große Sorgen um mich und war wie Nic erleichtert, dass der Termin für den Rehaaufenthalt bald stattfinden würde. Frau Koster wurde von mir über den Termin informiert und ich regelte alles mit meinen Wohnbereichsleitungen sowie mit dem sozialen Dienst und den Damen vom Empfang. Da meine Einrichtung sehr selbstständig arbeitete, hatte Frau Koster nicht so viele zusätzliche Aufgaben, die sie übernehmen musste.

Zeit der Trauer

Der Tag X war da, mein Aufnahmetag in der Klinik. Ich fuhr mit meinem Wagen dorthin und versuchte ruhig zu bleiben. Viele Menschen waren vor Ort und warteten auf ihre Aufnahme. Mir gefiel dieser Menschenauflauf nicht und ich zog mich in eine Ecke zurück und beobachtete alles. Dann wurde ich aufgerufen und betrat das Behandlungszimmer. Eine Mitarbeiterin checkte meine Vitalzeichen und ich musste auf die Waage. Als sie mir die Waage vor die Füße stellte und mich aufforderte, mich draufzustellen, weigerte ich mich. Ich wollte nicht auf diese Waage, aus der Angst heraus, dass sie mir ein anderes Gewicht anzeigen würde als meine Waage zu Hause. Ich war komplett angezogen und die digitalen Waagen zeigten schon andere Werte an als die mechanisch analoge Körperwaage. Mir wurde schlecht und die Mitarbeiterin versuchte mich zu beruhigen, dass es nur darum ging, einen Wert bei Ankunft und bei der Entlassung zu messen. Ich wollte aber keinen Wert und wollte in Ruhe gelassen werden. Das fing ja schon gut an und ich merkte, dass ich mich innerlich sperrte.

Dann ging es weiter zum Arzt. Der Chefarzt begrüßte mich und fragte nach meinen Diagnosen. Er kannte mein Psychiater und ließ schöne Grüße ausrichten. Nachdem ich bei dem Chefarzt fertig warm musste ich zur Stationsärztin, die mich untersuchte. Auch sie erkundigte sich nach meinen Grunderkrankungen und seit wann ich in psychiatrischer Behandlung sei. Es waren mittlerweile sechs Jahre, die mich Herr Denize begleitete. Die Medikamente, die ich zurzeit einnahm wurden aufgeschrieben und die Ärztin wollte wissen, seit wann ich das Antidepressivum nehme.

„Auch seit sechs Jahren“, antwortete ich, „manchmal musste die Dosierung erhöht werden, wenn ich sehr schlecht drauf war.“

Nach unserem Gespräch ging sie mit mir zur Psychologin und stelle sie vor. „Das ist Frau Costa und sie wird Sie über den ganzen Aufenthalt begleiten.“

Dann ließ sie uns alleine und Frau Costa wollte von mir erfahren was geschehen war, dass ich krank wurde. Zwei Stunden war ich bei ihr und alles, was ich schon in Schubladen gepackt hatte, konnte ich teilweise wieder auspacken. Meine Güte, dachte ich nur, wie oft habe ich diese Geschichten schon erzählt und letztendlich konnte mir keiner helfen. Die sollen mich doch alle in Ruhe lassen, verdammt noch mal.

Nach den ganzen Aufnahmegesprächen und Untersuchungen wurde ich einer Gruppe zugeordnet. Wir waren acht Patienten und stellten uns gegenseitig vor. Nach dieser Vorstellungsrunde bekamen wir unseren Wochenplan und einen Spind, in den wir unsere Utensilien einschließen konnten. Dann hatten wir den ersten Tag schon hinter uns gebracht und wir konnte nach Hause fahren. Genervt und schlecht gelaunt kam ich zu Hause an. Nic war da und sah mir sofort an, wie es mir ging.

„Na, war es so schlimm?“, fragte er und nahm mich in den Arm.

Ich musste erst einmal Abstand zu diesen Tagesereignissen bekommen und berichtete Nic später, was ich erlebt hatte.

So ging es die ganze Zeit der Reha. Ich konnte nie sofort erzählen, was passiert war, und musste mich erst sammeln. Nic stellte sich darauf ein und ließ mich, wenn ich nach Hause kam, in Ruhe. Zu dem Aufenthalt über diese vier Wochen kann ich so viel nicht sagen. Die Gruppenarbeiten waren anstrengend und für mich nicht erfolgreich. Die Einzelgespräche mit der Psychologin und der Stationsärztin waren erfolgreicher. Am besten gefiel mir der Sport und dabei habe ich meine Leidenschaft für Yoga entdeckt. Was das anging, war der Aufenthalt schon ein Erfolg, wenn auch ein kleiner, aber für mich ein Schritt in die richtige Richtung. Während des Klinikaufenthalts meldete ich mich zum Yoga an und freute mich auch darauf.

Die Ärztin und auch die Psychologin hatten mir schon gesagt, dass meine Erkrankung mich noch lange begleiten werde und es sein könne, dass zwischendurch Einbrüche kommen. Sie rieten mir, wenn das so ist, mir fachliche Hilfe zu holen und nicht zu lange zu warten. So ganz wollte ich das, was sie sagten, nicht wahrhaben und ich war davon überzeugt, dass ich das mit den Medikamenten und meinem neuen Sport gut hinbekomme. Außerdem hatte ich noch meinem Job, der mich über den Tag ausfüllte, sodass ich keine Zeit für schlechte Gedanken hatte.

Siegessicher beendete ich meine ambulante Reha und dachte mir, das wird schon und ich brauche keinen Arzt und Therapeuten mehr. Doch so war es nicht. Es kam anders, als ich gedacht hatte.

Zurück in diesem Theater

Guter Dinge kam ich wieder zu meiner Arbeit und war sehr gespannt darauf, was es an Neuigkeiten gab. Während meines Rehaaufenthaltes hatte ich wohl telefonischen Kontakt zu meinen Wohnbereichsleitungen, doch die Gespräche waren kurz und nur das Wichtigste wurde besprochen. Als ich mein Büro aufschloss, kam mir schon die eine Wohnbereichsleitung freudestrahlend entgegen. Elisabeth hieß mich herzlich willkommen und flüsterte mir ins Ohr: „Gut, dass du wieder da bist."

Oh dachte ich mir, da werde ich ja einiges zu hören bekommen.

Und so war es auch. Wir gingen ins Büro und Elisabeth erzählte mir, dass der andere Wohnbereich ein Gespräch mit Frau Koster hatte und sie sich über mich beschwert haben, dass ich so streng wäre. Frau Koster war dann auch auf ihren Wohnbereich gegangen und hatte dort die Mitarbeiter befragt, ob sie mich auch so empfinden würden. Sie verneinten das und gaben ihr zur Antwort, dass ich sehr gerecht wäre und ich mir auch das anhöre, was sie belastet und sie mit ihren Problemen immer zu mir kommen konnten. Ich hörte mir alles in Ruhe an und lehnte mich nach dem Gespräch entspannt zurück.

Meine Einrichtungsleitung geht hinter meinem Rücken zu den Mitarbeitern und erkundigt sich über mich. Was ist das denn für eine Art? Ich war erstaunt darüber und musste mir eingestehen, dass so ein Vorgehen von Frau Kosters nicht unbedingt mein Vertrauen zu ihr stärkte. Na ja, ich warte mal ab was sie mir zu sagen hat, wenn sie gleichkommt, dachte ich mir und widmete mich der Post, die sich auf meinem Schreibtisch stapelte.

Am späten Vormittag kam Frau Koster ins Haus und suchte sofort in mein Büro auf. Sie begrüßte mich freundlich, fragte kurz, wie es mich geht, und legte sofort los. Sie setze sich vor meinem Schreibtisch auf einen Stuhl, sah mich streng an und sagte in einem festen Ton: „Frau Spangenberg, wir müssen reden." Sie fing sofort an, mir in vorwurfvollem Ton mitzuteilen, was die

Mitarbeiter ihr geschildert hatten. Ich hörte ihr zu und musterte sie dabei, dabei fiel mir auf, dass sie abgekämpft und traurig aussah. Eigentlich sah sie erbärmlich aus. Sie redete und redete auf mich ein und fand kein Ende. Irgendwann kam sie zum Schluss und fragte mich: „Was sagen sie dazu?“ Sie schaute mich feindselig an.

Dann kam meine Antwort: „Was mich sehr wundert, Frau Koster, ist, dass Sie in meiner Abwesenheit die Mitarbeiter befragen und dann von mir verlangen, dass ich mich vor Ihnen rechtfertigen soll. Das ist lächerlich.“

Sie zuckte mit dem Mundwinkel und wusste nicht, was sie antworten sollte, mit dieser Antwort hatte sie nicht gerechnet. Sie wurde unruhig und machte ihren PC an, tippte nervös auf der Tastatur herum und versuchte sich zu fangen.

Erwartungsvoll sah ich meine Chefin an. Dann kam mit piepsender Stimme: „Wir müssen einen Termin mit dem Wohnbereich machen, um diese Vorwürfe gegen Sie zu besprechen.“

Dann schauten wir in unseren Terminkalender, klärten den Termin und informierten die Wohnbereichsleitung.

Zwei Tage später trafen die Mitarbeiter der Wohnbereichsleitung, Frau Koster und meine Wenigkeit uns zum Gespräch im Konferenzraum. Als alle auf den Stühlen Platz genommen hatten, übernahm Frau Koster das Wort. Sie machte eine kurze Einleitung und kam dann zügig zu dem Punkt, warum der Termin gemacht worden war, und bat, dass die Mitarbeiter sich jetzt äußern könnten. Ich saß vor ca. 20 Mitarbeitern und wartete auf Äußerungen. Nichts geschah, alle Mitarbeiter hüllten sich in Schweigen und ich sah zu meiner Chefin, die sehr nervös wurde. Sie sprach eindringlich auf die Mitarbeiter ein, dass sie sich jetzt endlich zu Worte melden sollten. Dann, nach ein paar Minuten, sagte eine Mitarbeiterin: „Ja, Frau Spangenberg, Sie schauen manchmal so streng, dann bekommt man Angst.“

Ich schaute diese Mitarbeiterin an und gab ihr zur Antwort: „Sie haben recht, dass ich Sie streng angeschaut habe, nachdem Sie mit einem übervollen Teller von Mittagessen in das Dienstzimmer gegangen sind und anfingen zu essen, obwohl die Bewohner noch nicht mit Essen versorgt waren."

Die Mitarbeiterin wurde rot und sagte nichts mehr. Betretenes Schweigen war im Raum, doch auf einmal meldete sich eine andere Mitarbeiterin und warf mir vor: „Sie reden immer so laut und das erschreckt mich so."

Ich lächelte und gab ihr zu verstehen, dass ich aufgrund meines Schlaganfalls schwerhörig bin und es mir nicht auffällt, dass ich so laut spreche, aber man könne es mir sagen, dass ich etwas leiser reden soll, das wäre doch kein Problem. Die restlichen Mitarbeiter hatten keine Probleme mit mir, laut Aussage der Mitarbeiter. Ich schaute meine Chefin an und schüttelte den Kopf. Ich sagte dann: „Wenn Sie nichts mehr haben, was Sie mir mitteilen möchten, würde ich gerne meine Arbeit wieder aufnehmen", und stand auf. Ich verabschiedete mich freundlich und verließ den Konferenzraum.

Wenig später kam Frau Koster in mein Büro und ich merkte, dass ihr die Angelegenheit peinlich war. Doch ich hatte kein Mitleid mit ihr, sondern sagte nur: „So viel zum Vertrauen."

Sie wusste sofort, was ich meinte, und verließ wortlos das Büro.

Tage später kam Frau Koster auf mich zu und äußerte bitter, dass sie von den Mitarbeitern enttäuscht sei. Ich gab ihr zu verstehen, dass sie doch auch durch ihre lange Berufserfahrung wisse, dass bestimmte Mitarbeiter gerne ausspielen. Sie nickte, setzte sich und fing an zu weinen. Nach einer Weile erzählte Frau Koster mir von ihren Problemen in ihrer Rolle als Einrichtungsleitung und von den ständigen schlechten Statistiken der beiden Häuser die sie leitete und dass ihr das ordentlich zusetze. Geduldig hörte ich zu, was sie mir zu berichten hatte. Nachdem sie mir ihre Sorgen anvertraut hatte kam sofort eine Bitte von ihr: „Frau Spangenberg, bitte spreche Sie mit keinem darüber, das möchte ich nicht."

Ich versprach es ihr, hatte allerdings auch nicht das Bedürfnis, etwas weiterzuerzählen. Das kollegiale Verhältnis zwischen Frau Koster und mir war nach dem Vorfall mit den Mitarbeiten stark gestört. Ich vertraute ihr nicht mehr und distanzierte mich. Die notwendigen Dinge, die die Einrichtung betrafen, wurden miteinander besprochen. Wenn sie mir irgendwelche Neuigkeiten von Mitarbeitern oder Vorgesetzten erzählte, die Fehler gemacht hatten oder sie wieder vom Geschäftsführer in den Meetings angeblich vorgeführt wurde und sie sich als Opfer sah, ließ ich diese Gespräche über mich ergehen, äußerte aber keine Kommentare dazu. Sie merkte nicht, dass ich mich von ihr zurückzog und wir keine privaten Gespräche über Familie, Freunde und Freizeit führten. An einem Nachmittag, ich war im Haus zu einer Visite unterwegs, rief mich meine Einrichtungsleitung an, dass sie noch ins Haus kommen würde, um mit mir zu sprechen. Wir verabredeten uns in meinem Büro zu einem Zeitpunkt, wo der Empfang nicht mehr besetzt war. Frau Koster wollte nicht, dass jemand uns sieht. Na ja, dachte ich, das wird schon seine Gründe haben, dass sie so darauf besteht, von keinem gesehen zu werden.

Ich ging ins Büro und pflegte die Visite ins Programm ein. Plötzlich ging die Türe auf und Frau Koster stürmte hinein. Sie machte eine Windeseile die Türe zu und schloss ab. Dann bat sie mich, die Plissees von meinem Büro runterzuziehen, damit uns keiner sah. Über ihr Verhalten war ich schon erstaunt, aber ich befolgte ihre Bitte. Sie ließ sich erschöpft in den Stuhl fallen und schluchzte: „Ich kann nicht mehr, ich kann nicht mehr."

Ich ließ sie erst einmal in Ruhe, faltete meine Hände und sah sie an. Nach einer Viertelstunde räusperte ich mich, um ihr zu verstehen zu geben, sich langsam zu beruhigen. Frau Koster sah auf und erzählte schluchzend, was passiert war. Sie hatte einen Termin mit dem Geschäftsführer und mit ihrer direkten Vorgesetzten, Frau Brocken, gehabt. Ihr wurde vorgehalten, dass sie die Häuser nicht gut führe, das gehe aus den Statistiken hervor, die dem Geschäftsführer vorliegen. Dazu wurde ihr vorgeworfen, dass Mitarbeiter, die im anderen Haus beschäftigt waren, in meinem Haus abgerechnet wurden und dass zu viel Zeitarbeit bestellt wurde, was dem Haus nicht zustand. Um das Ganze etwas zu verschleiern, hatte sie zwei Mitarbeiter über mein Haus abgerechnet.

Allerdings war ich darüber von ihr informiert worden und ich hatte ihr nur gesagt, dass ich offiziell nichts davon wisse. Jetzt war es aufgefallen und sie hatte das Problem.

Frau Koster sagte zu mir: „Ich gehe jetzt zum Arzt und werde mich arbeitsunfähig schreiben lassen."

Ich nickte und wünschte ihr alles Gute. Das war das letzte Mal, wo ich die Einrichtungsleitung gesehen habe. Sie wurde krank und kam nicht mehr zurück.

Das Kleeblatt

Meine Kollegin Manuela, die Pflegedienstleitung des anderen Hauses, rief mich an und gab nur als Kommentar zu der Erkrankung von Frau Koster: „Alice, ich musste so oft meine Einrichtung alleine organisieren und führen, für mich ist es nichts besonderes mehr."

Die Pflegedienstleitungen der anderen beiden Häuser in nächster Nähe von uns waren und sind sehr gute Kollegen, die man immer anrufen konnte, wenn man nicht mehr weiterwusste. Die beiden, Michaela und Patrizia, waren erfahren und schon lange im Unternehmen beschäftigt. Ihre Einrichtungsleitung, Herr Heller, war genauso lange im Unternehmen wie Michaela und auch er konnte jederzeit angerufen werden, um Angelegenheiten zu klären oder zu regeln. Herr Heller war kurz vor seine Rente und für seine Position war angedacht, dass Patrizia seine Stellung übernahm. Ich konnte mir gut vorstellen, dass Patty, so nennen wir sie, diesen Job gut machen würde. Wen wir als Ersatz für Frau Koster bekommen würden, wussten wir nicht. Manuela und ich wurden von Frau Brocken nicht darüber aufgeklärt. Eigentlich wurden wir von der Bereichsleitung nie informiert. Wichtige Informationen bekamen wir von Patty und Michaela, die ihre Mitteilungen zeitnah von Herrn Heller bekamen. Die beiden waren immer bestens informiert und somit erfuhren Manuela und ich auch von aktuellen wichtigen Neuigkeiten. Wir vier hatten einen guten und netten freundschaftlichen Bezug miteinander.

Das schaffte Vertrauen und man konnte sich auch mal über Probleme austauschen, ohne dass man Gefahr lief, dass hinterher das ganze Unternehmen davon wusste. So kam es, dass sich mit der Zeit unter uns eine dicke Freundschaft entwickelte. Das machte das Arbeiten wesentlich angenehmer und man hatte ein Gefühl, nicht alleine dazustehen. Auch in den Meetings der Pflegedienstleitungen, wenn etwas entschieden werden musste oder nach einer Meinung gefragt wurde, waren wir vier oft der gleichen Meinung.

Irgendwann trafen wir uns auch regelmäßig privat. Es sind immer lustige, feuchte und lange Abende. Diese Treffen wurden zum Ritual und man lernte sich noch besser kennen. Es ist eine schöne und tolle Freundschaft, die bis heute besteht. Patty und ich hatten uns auch zwischendurch auf einen Kaffee getroffen und dadurch sahen wir uns beide öfter. Wir hatten ähnliche Einstellungen und, was das noch besonders machte, manche Lebenserfahrungen sind bei uns beiden vergleichbar gelaufen.

Unser Austausch, was das arbeiten oder auch unsere Lebenseinstellung betraf, war dadurch nochmal vertrauter als bei Michaela und Manuela. Aber wir vier zusammen waren schon eine tolle Truppe.

Zeit der Herausforderung

Mein Arbeitspensum wurde verständlicherweise etwas mehr. Ich war nach dem Weggang von Frau Koster kommissarische Einrichtungsleitung und Pflegedienstleitung. Frau Brocken, die Bereichsleitung für alle Einrichtungen der Altenhilfe war, hatte entschieden, dass meine Kollegin und Pflegedienstleitung der anderen Einrichtung, genauso wie ich, die kommissarische Einrichtungsleitung und Pflegedienstleitung zugleich sein sollte. Manuela kannte sich damit gut aus, denn sie hatte solche Situationen des Öfteren erlebt. Des Weiteren informierte uns die Bereichsleitung, wenn wir Hilfe benötigen oder Fragen hätten, sollten wir uns an Herrn Heller, einen Einrichtungsleiter, wenden.

Meine Mitarbeiter wurden über die langfristige Erkrankung von Frau Koster in Kenntnis gesetzt und dass ich erst mal zukünftig beide Positionen übernehmen würde. Das Pflegeteam war nicht besonders betroffen, denn sie kannten es zur Genüge, ohne Leitung zu arbeiten, die Fluktuation von Leitungskräften in diesem Haus war extrem. Alle ein bis zwei Jahre wurde die Führungskraft ausgewechselt durch Kündigung oder berufliche Veränderung. Ich war die erste Pflegedienstleitung, die länger dabei war. Durch die Vertretung von Frau Koster während ihrer Abwesenheit durch Urlaub oder Krankheit war ich schon mit den Aufgaben der Einrichtungsleitung vertraut. Mir machte dieser Alleingang keine Probleme oder Sorgen, es nicht zu schaffen. Ärmel hoch und durch, sagte ich zu mir und fand mich in der Rolle schnell ein. Die Angestellten aus der Pflege, Hauswirtschaft, sozialer Dienst und der Haustechnik hatten auch keine Probleme, mich als Ansprechpartnerin zu haben.

In dieser Zeit waren Kordula, die Dame am Empfang, und ich ein tolles Team, das super zusammenarbeitete. Sie kontrollierte die Taschengeldkonten und andere Konten, was das Haus betraf, und hatte einen Fokus darauf, dass nicht zu viel Geld ausgegeben wurde. Für mich eine tolle Unterstützung, denn auch Kontakte zu

Angehörigen wegen Klärungen, was Kosten oder andere Belange der Bewohner betraf, übernahm sie. Es lief gut und optimal, besser konnte es nicht sein. Das Arbeitspensum von mir war ordentlich und Überstunden waren an der Tagesordnung. Auf einem der Pflegedienstleitermeetings, die alle vierzehn Tage stattfanden, wurden wir von der Bereichsleitung besucht, die uns mitteilte, dass künftig die Pflegedienstleitungen auch den gesamten Aufnahmeprozess für Neueinzüge übernehmen müssen. Wir alle schauten uns an und mir ging sofort durch den Kopf, wann sollen wir das machen, der Tag ist schon so gefüllt mit Terminen, Gesprächen und Anschreiben? Ich sah im ersten Moment für mich keine Möglichkeit, diese Aufgaben dort unterzubringen. Doch das interessierte Frau Brocken nicht. Sie erklärte, dass es vom Geschäftsführer so angeordnet sei, um die Mitarbeiter aus der Bewohnerverwaltung zu entlasten. Dann drehte sich Frau Brocken zu mir und sagte: „Frau Spangenberg, wir müssen einen Termin machen.“ Sie hatte schon einen Termin, den sie mir vorschlug.

Ich willigte ein und erkundigte mich nach dem Grund. Unverblümt sagte sie: „Die wirtschaftlichen Ergebnisse von ihrem Haus sind schlecht.“ Nach dieser Mitteilung verabschiedete sie sich und war weg. Ich sah ihr nach und fühlte mich von ihr überrumpelt. Was war das für eine Aussage, dachte ich mir und holte mir Rat bei Herrn Heller. Da er an die Statistiken aller Häuser kam, versprach er mir, sich das anzusehen und mit mir dann darüber zu sprechen, bevor ich zu dem Termin zu Frau Brocken musste.

Herr Heller rief mich am nächsten Tag an und sagte, dass er kurz vor unserem Feierabend vorbeikommen und mir alles erklären werde. Ich bereitete einen Kaffee vor und stellte etwas zu naschen auf den Tisch. Herr Heller freute sich über den Kaffee und auch über die Süßigkeiten. Wir setzten uns gemeinsam an den Schreibtisch und er erklärte mir die einzelnen Posten in der Statistik, die für Ausgaben relevant waren. Schnell fand Herr Heller heraus, dass die Kosten, die dafür sorgten, dass meine Einrichtung in die roten Zahlen ging, nicht von mir verursacht wurden, sondern dass die Miete und Versicherungen des Hauses die Verursacher waren. Kurzum beruhigte mich Herr Heller, dass ich für die hohen Ausgaben nicht verantwortlich sei und die restlichen Kosten, für die ich verantwortlich sei, wirtschaftlich schwarze Zahlen aufweisen.

Beruhigt von Herrn Heller und gut vorbereitet ging ich zu dem Termin mit Frau Brocken. Die Begrüßung war kurz und freundlich. Sie bat mich Platz zu nehmen und fuhr ihren Computer hoch. Ich holte meine Unterlagen hervor und legte sie auf den Tisch. Frau Brocken fing sofort mit dem Satz an, wie schlecht meine Einrichtung finanziell dasteht und ich etwas unternehmen müsse, die Kosten für das Haus kleiner zu halten. Auf meine Frage, welche Kosten so extrem hoch wären, scrollte sie mit dem Mausrad in der Statistik herum und murmelte, „da muss ich erst einmal schauen wo der Punkt ist“. Ich dachte, ich höre nicht richtig. Hatte sich diese Frau denn nicht vorbereitet? Weiß sie nicht, wo die Punkte der kostenintensiven Ausgaben in der Statistik sind? So langsam nahm ich Frau Brocken nicht mehr ernst. Sie gab sich in ihrer Rolle als Bereichsleitung in diesem Moment ein Armutszeugnis vor mir. Sie fand keine Posten, für die ich zur Verantwortung gezogen werden konnte, noch hatte ich den Eindruck, dass sie mit diesen Statistiken professionell umgehen konnte. Nach zwanzig Minuten ging ich wieder und vor der Türe warten schon Patty und Herr Heller auf mich. Ich erzählte ihnen von dem Gespräch und beendete meinen Bericht: „Ich nehme diese Frau nicht mehr für voll. Sie hat überhaupt keinen Plan und gehört nicht in so eine Position. Einfach lachhaft.“

Für mich war klar, dass ich mich in Zukunft nicht mehr an Frau Brocken wenden würde. Mein Ansprechpartner als Vorgesetzter war Herr Heller, wenn ich Fragen oder Hilfe benötigte. Alles andere würde ich irgendwie schon alleine hinbekommen. Es war nicht immer einfach, doch wir, alle Mitarbeiter der Einrichtung, bekamen das hin. Mir wurde immer bewusster, dass ich nicht auf Vorgesetzte zählen konnte, sondern dass man ganz alleine dasteht und keine Unterstützung bekommt.

Ich ließ mir nichts anmerken, sondern arbeitete ohne Pause und mit entsprechenden Überstunden. Ich war in meiner Rolle nicht alleine, auch meinen anderen Kollegen ging es nicht besser. Nach drei Monaten in meiner Rolle als Einrichtungsleitung und Pflegedienstleitung hatte ich plötzlich eine Eingebung dich mich den ganzen Nachmittag beschäftigte. Ich hatte die Idee, dass Patrizia zu uns doch als Einrichtungsleitung kommen könnte. Das wäre für Manuela und für mich beste Lösung. Ich war begeistert von meinem Einfall und rief Patrizia an. Ich musste ihr meine Idee sofort unterbreiten und war kaum noch zu halten. Patty lachte, gab aber zu, dass ihr diese spontane Idee gar nicht so schlecht gefiel. Da ich mir ja das Vorgehen auch schon überlegt hatte, weihte ich sie ein und erzählte, was ich vorhatte. Wenn sie damit einverstanden ist, würde ich meine Idee als Wunsch ihrem Einrichtungsleiter Herrn Heller unterbreiten.

Patrizia bat um ein wenig Bedenkzeit und würde mir dann sagen, wie sie sich entschieden hatte. Noch in der Woche rief mich Patty an und sagte mir, dass sie sich das überlegt habe und sich vorstellen könne, bei uns als Einrichtungsleitung zu arbeiten. Ich was aus dem Häuschen vor Begeisterung und eröffnete kurze Zeit später Herrn Heller meine Idee. Zuerst war er ein wenig verhalten, da er von seiner Seite die Bedenken gab, wenn er in Rente geht, wer dann seine Stellung für diese beiden Häuser übernehmen würde. Ich gab auch dazu meine Überlegung preis. Patrizia könne doch schon mal bei uns als Einrichtungsleitung anfangen und er als „alter Hase“ könne sie begleiten, damit sie in ihrem neuen Job Fuß fassen könne. Das Argument griff und je mehr Herr Heller darüber nachdachte, desto mehr fand er die Überlegung gut. Er wollte mit Frau Brocken darüber sprechen.

Die Rückmeldung von Frau Brocken und der Geschäftsführung war schnell und positiv. So freute ich mich auf meine neue Chefin und Manuela war auch angetan davon, Patrizia als Chefin zu bekommen.

Die schlechte Nachricht

Herr Heller nahm Patrizia zu den Meetings der Führungskräfte mit und arbeitete sie in das Programm für die Einrichtungsleitung ein. Um vernünftig zu klären, wie zukünftig gearbeitet werden sollte, trafen wir uns und setzen uns zusammen.

Patrizias Nachfolgerin als Pflegedienstleitung war auch dabei. Bei dieser Besprechung merkte ich, dass Patty nicht gut drauf war, und ich sprach sie darauf an. Sie erzählte mir, dass sie schon länger so Schulterschmerzen hatte und vom einen zum anderen Arzt ging, um diese Beschwerden abzuklären. Ihre Schulter war getaped und sie nahm Schmerzmittel.

„Ach, das wird schon wieder“, sagte sie und lachte gequält.

Einen Monat später erfuhren wir von Herrn Heller, dass Patrizia krank war und erst einmal ausfiel. Sein Gesicht war ernst und er sah betroffen aus. Dann klärte er Manuela und mich auf, dass Patrizia ernsthaft erkrankt sei und sehr lange ausfallen werde. Bei einer Untersuchung wurde bei ihr ein Lungentumor festgestellt. Als ich das erfuhr, standen mir die Tränen in den Augen und ich musste stark schlucken. Das darf doch nicht wahr sein. Sie ist doch noch nicht so alt, dachte ich und mir schoss es so aus meinem Mund: „Mensch, die haben sich vertan mit der Diagnose. Vielleicht ist das nur eine verkalkte Stelle“, äußerte ich hoffnungsvoll.

Doch Herr Heller antwortete traurig: „Leider nein, Patrizia ist im Krankenhaus und muss sich einer Chemo unterziehen, damit der Tumor operativ entfernt werden kann.“

Ich weinte und schrie fast: „Nein, das ist nicht wahr!“

Diese Nachricht haute mich um und Manuela ging es nicht besser.

Michaela hatte zu diesem Zeitpunkt einen engeren Kontakt zu Patty und besuchte sie auch regelmäßig privat. Michaela, die von uns Ela genannt wurde, hielt uns auf dem Laufenden, wie es Patty ging. Ich schrieb Patty über WhatsApp an und versuchte ihr Mut zuzusprechen.

Vorsichtig bot ich ihr auch an, sie zu besuchen, wenn sie es möchte. Doch sie wollte erst einmal keinen Besuch, da die Chemotherapie sie schon viel Kraft kostete. Wir hielten Kontakt zu Patty und erkundigten uns regelmäßig nach ihrem Befinden. Die Chemotherapie schlug gut an und verkleinerte den Tumor, sodass Patrizia operiert werden konnte. Die Operation verlief gut und der Tumor konnte entfernt werden. Wir als ihre Freunde waren erleichtert und freuten uns, dass es bergauf ging. Es lag vor Patty noch ein langer Genesungsweg, doch sie konnte wieder hoffen und dadurch Kraft tanken. Sie war eine starke Persönlichkeit und machte sich vor nichts Bange, sie würde es schaffen, damit tröstete ich mich und betete zum lieben Gott, das sie wieder gesund werden würde.

Meine Migräneanfälle wurden stärker und kamen öfter. Die Angst zu versagen verfolgte mich und dazu kamen Kindheitserinnerungen von mir und alles vermischte sich. Das Ende vom Lied war, das ich wieder anfing, mich zu hassen und mir Vorwürfe zu machen, nicht belastbar zu sein. Beim Arztbesuch bei meinem Psychiater wurden die Medikamente höher gesetzt und Herr Denize stellte ein Rezept für eine Therapie beim Psychologen aus. Es war wieder so weit, dass ich fachliche Hilfe benötigte.

Ich meldete mich bei einer Psychologin, die noch Vakanz hatte und mich zeitnah aufnahm. Wir lernten uns kennen und die Chemie zwischen uns stimmte sofort. Diese Ärztin war schon älter und hatte viel Erfahrung, was mir zugutekam. Die Gespräche wurden einmal die Woche geführt und schnell wurde der Psychologin klar, dass meine Problematik schon viel früher aus den Kindertagen stammte. In einer dieser Therapiestunden eröffnete sie mir, dass sie einen Teil mit mir bearbeiten könne, der mit meiner Mutter zu tun hat, aber mein größeres Problem, was die gesamte Kindheit betraf, könne sie nicht mit mir besprechen, da sie aufgrund ihres Alters diese Größe meiner Problematik nicht mehr bewältigen könne. Wir einigten uns darauf, die schlimmsten Momente, die ich als Kind mit meiner Mutter erlebt hatte, zu besprechen. Es war ein steiniger und holpriger Weg, den ich in dieser Therapie gehen musste. Die Psychologin begleitete mich fast zwei Jahre und filterte mit mir die schlimmsten Situationen heraus und arbeitete sie auf. Eine schlimme Zeit war das für mich. Auf der Arbeit kam ich zurecht und konnte die dunklen Gedanken beiseiteschieben.

Danach stabilisierte ich mich und konnte ohne fachlichen Beistand meinen Alltag wieder leben ohne große Einbrüche.

Mehr geht immer

Der Arbeitsalltag hatte mich wieder und mir war nichts zu viel. Meine zusätzlichen Aufgaben wurden von mir anders strukturiert und mein Terminkalender angepasst. Ich nahm mir fest vor, nur das zu erledigen, was ich in meinen vorgegebenen täglichen Arbeitsstunden schaffe. Keine Überstunden mehr und auch die Pausen die mir zustanden einzuhalten. Das funktionierte ungefähr einen Monat.

Patrizia war auch auf dem Weg der Besserung und Michaela erzählte, dass sie wieder arbeiten wollte. Das war doch schon mal eine freudige Nachricht. Dann kamen noch andere Vorgaben vom Geschäftsführer, die wir als Führungskräfte in den Pflegeeinrichtungen übernehmen mussten, und somit war mein guter Vorsatz, keine Überstunden mehr zu leisten, erledigt. Ich fing morgens früher an und stellte fest, dass ich in dieser Zeit mehr wegarbeiten konnte als zur meiner Hauptarbeitszeit. Das war für mich entspannteres Arbeiten und ich konnte mich wesentlich besser konzentrieren. Das war schon mal ein kleiner Erfolg. Zu meinem kleinen Erfolgserlebnis kam noch die frohe Botschaft, dass es Patty besser ging. Das war doch schon mal eine freudige Nachricht. Diese Momente motivierten mich wieder, nicht aufzugeben und sich hängen zu lassen. Als Patty den ersten Tag zur Arbeit kam, fuhren Manuela und ich zu der Einrichtung, wo Michaela als Pflegedienstleitung arbeitete, und wir empfingen mit Herrn Heller Patrizia mit einer herzlichen Begrüßung und einem kleinen Sektempfang. Das tat richtig gut, sie wieder in unsere Mitte zu haben. Schon fiel mir das Arbeiten ein wenig leichter und ich versuchte, mich positiv zu stimmen.

Über ein Jahr übernahm ich diese kommissarische Stelle als Einrichtungsleitung, bis diese Stelle neu besetzt wurde. Eines Tages kam Frau Brocken in Begleitung mit einer Frau in mein Büro. Ich saß hinter meinem Schreibtisch und sortierte Unterlagen zum Abheften. Frau Brocken begrüßte mich wie eine gute

Freundin und stellte die fremde Frau vor. „Das ist Frau Wuchert, Ihre neue Einrichtungsleitung. Sie wird zum ersten des nächsten Monats ihre neue Arbeitsstelle beginnen“, sagte Frau Brocken kurz.

Ich stellte mich kurz vor und hieß sie willkommen. Die ganze Vorstellung dauerte ungefähr fünfzehn Minuten und schon waren sie wieder weg.

Kordula saß am Empfang und bekam alles mit. Sie kam zu mir und fragte: „Was war das denn?“ und fing an zu grinsen. Ich sah Kordula an und fing an zu lachen. In dem Moment wusste ich nicht, was mich mehr zum Lachen brachte, Kordulas erstauntes Gesicht oder der schlechte Auftritt von Frau Brocken mit Gespann. So gelacht wie in diesem Moment hatte ich schon lange nicht mehr. Das war wirklich filmreif. Ich frotzelte: „Kordula, wir bekommen zum ersten des nächsten Monats Unterstützung, wir haben eine neue Einrichtungsleitung.“

Das einzige, was Kordula daraufhin erwiderte, war: „Da bin ich mal gespannt“, und sie verdrehte die Augen.

Sie sollte mit ihrem Kommentar und der entsprechenden Grimasse recht behalten. Die neue Kollegin bzw. Vorgesetzte kam pünktlich zum ersten morgens um acht Uhr in mein Büro. Sie wirkte ungepflegt und war kurzatmig. Frau Wuchert setzte sich vor meinen Schreibtisch auf den Stuhl und wir kamen ins Gespräch. Ich stellte mein Haus vor und welche Bewohner im Haus lebten.

Da wir einen Schwerpunkt auf demenziell veränderte Bewohner mit psychischem Hintergrund hatten, hielt ich es für wichtig, sie darüber aufzuklären. Frau Wuchert erweckte den Eindruck, dass es sie nicht sonderlich interessierte. Sie erzählte mir lieber, dass sie eine Ausbildung als Krankenschwester hatte und später ein Studium machte, um als Einrichtungsleitung zu arbeiten. Weiter informierte sie mich, dass sie schon erfahren in dieser Position sei und wir das schon hinbekommen würden. Ich sah sie an, nickte brav und dachte, du musst deinen Job hinbekommen, ich kann meinen Job. Sympathisch war sie mir nicht und ich wollte auch nur den notwendigen Kontakt mit ihr haben. Als sie das Haus verließ, war ich froh, dass sie weg war, und ich hoffte im Stillen, dass sie ihr Hauptbüro und ihre Anwesenheit zu neunzig Prozent in dem anderen Haus hatte.

Meine Kollegin von der anderen Pflegeeinrichtung rief mich an und wollte eine ehrliche Meinung von mir bezüglich Frau Wuchert haben. Ich war vorsichtig mit meiner Meinung und sagte, dass ich noch nichts dazu sagen könne. Manuela war sich auch nicht sicher und meinte optimistisch, dass sich unsere Chefin erst einmal einleben müsse. Ich hatte allerdings kein gutes Gefühl, behielt es aber für mich. Frau Wuchert kam in den nächsten Tagen kurz in mein Haus und erkundigte sich, ob es irgendetwas besonders gäbe, worum sie sich kümmern müsse. Ich verneinte diese Frage und sah meine Chefin lieber von hinten als von vorne.

Die folgenden Monate veränderten meinen Arbeitsaufwand nicht trotz der neuen Einstellung von Frau Wuchert. Manuela und ich telefonierten zwischendurch und fragten uns, was denn unsere Chefin so macht, wenn wir ihren Aufgabenbereich miterledigen mussten.

Nach vier Wochen Einarbeitungszeit der neuen Einrichtungsleitung Frau Wuchert tat sich immer noch nichts an unseren mit übernommen Aufgaben der Einrichtungsleitung. Manuela berichtete mir zwischendurch, dass Frau Wuchert ihr Haus komplett umstellen wollte und einen zusätzlichen Wohnbereich anlegen möchte. Weiter merkte Manuela an: „Ich sehe Frau Wuchert nur punktuell, ist sie so viel bei dir?"

„Nein, das ist sie nicht. Sie kommt entweder früh morgens für eine halbe Stunde, wenn überhaupt, oder nachmittags vor dem Feierabend."

Ich schlug Manuela vor, dass wir Punkte aufschreiben, die wir geklärt haben möchten, und das von Frau Brocken.

Manuela war sofort damit einverstanden und ich erstellte eine Liste mit Fragen. Als ich meine Punkte verschriftlicht hatte, schickte ich diese Liste an Manuelas E-Mail-Adresse mit Anhang, damit sie ihre Fragen und Wünsche dazu ergänzen konnte. Zeitgleich schrieb ich Frau Brocken an und bat um einen Termin für ein Gespräch mit der Begründung, „Klärung der Aufgaben von Einrichtungsleitung und Pflegedienstleitung“.

Zwei Tage später kam am frühen Morgen Frau Wuchert in mein Büro gestampft wie ein wildes Pferd und ging mich sofort an: „Was erlauben Sie sich, sich hinter meinem Rücken an Frau Brocken zu wenden und was ist das für eine Liste?“ Sie schaute mich böse an und stellte sich vor meinem Schreibtisch so auf, als wenn sie gleich auf den Schreibtisch schlagen wollte.

Gelassen und unbeeindruckt stand ich auf und fragte sie in einem klaren und festen Ton, wie sie an diese Liste gekommen war. Die Einrichtungsleitung faselte etwas über, dass sie das zufällig in den Unterlagen meiner Kollegin gefunden habe. Ich machte ein erstauntes Gesicht und konterte: „Ach, Sie gehen in das Büro meiner Kollegin und durchsuchen ihre Unterlagen, das überrascht mich.“ Ich sah sie feindselig an. Sie wurde nervös und versuchte sich herauszureden, dass sie das per Zufall gefunden habe, als sie nach Aufnahmeanträgen gesucht habe. Sie setzte sich und fragte nach dem Grund, warum ich das gemachte habe.

Ich erwiderte weiterhin ruhig: „Frau Wuchert, ich möchte einfach nur geklärt haben, welchen Aufgabenbereich ich als Pflegedienstleitung zu regeln habe und welche Aufgaben Sie als Einrichtungsleitung erfüllen. Mehr nicht! Und wenn Sie die Punkte auf der Liste durchgegangen wären, wäre es Ihnen aufgefallen, um was es da geht.“

Frau Wuchert hatte dazu dann nichts mehr zu sagen und verließ wutentbrannt die Einrichtung. Ich rief sofort nach ihrem Weggang Manuela an und warnte sie vor. Natürlich wollte ich auch wissen, ob meine Kollegin das Schreiben ausgedruckt und auf dem Tisch liegen gelassen hatte.

„Nein, Alice ich hatte es nicht ausgedruckt, das kannst du mir glauben.“

Na ja eigentlich war es auch egal, wir hatten nichts gemacht, was man uns als hinterlistig vorhalten konnte. Mir war es auch eigentlich egal und ich wartete die Zeit ab, wie sich unsere Zusammenarbeit gestaltete.

In den nächsten Monaten tat sich nicht viel. Laut Aussage von Frau Wuchert musste sie sich erst einmal ein Bild machen. Sie kam kurz vor ihrem Feierabend auf eine Stippvisite und erkundigte sich nur, ob Post für sie gekommen sei oder ob Aufnahmeverträge unterschrieben werden müssen. Post kam öfter in Form von Paketen. Es waren Pakete von verschieden Firmen für Kleidung. Kordula nahm diese Pakete immer an und stellte sie bei mir in mein Büro. Immer wenn wieder ein neues Paket kam, schimpfte sie: „Warum kommt das immer hier an. Sie ist doch kaum hier. In der anderen Einrichtung hat sie doch ein großes Büro. Da kann sie die Pakete stapeln."

Kordula hatte recht. Wir hatten in unseren Büros wirklich sehr wenig Platz und fast täglich kamen irgendwelche Bestellung für Wuchert in Paketform. Eines Tages reichte es Kordula und als Frau Wuchert ins Büro kam, sprach sie die Einrichtungsleitung ärgerlich an. „Frau Wuchert, muss das sein, dass Ihre Bestellungen immer hier ankommen? Ihr Büro ist doch viel größer und wir wissen nicht, wohin mit Ihren Paketen."

Der Einrichtungsleitung war es etwas peinlich, dass Kordula ihr die Meinung gesagt hatte. Als Entschuldigung kam von ihr: „Ja wissen Sie, Frau Fröhlich, ich kann sie nicht nach Hause schicken, die Nachbarin nimmt die Pakete nicht an. In der anderen Einrichtung ist der Empfang nicht immer besetzt und hier komme ich immer vorbei, bevor ich nach Hause fahre."

Kordula ließ sich nicht beeindrucken und konterte: „Tja, Frau Wuchert und hier sieht das nicht besonders einladend aus, wenn Frau Spangenberg Gespräche mit Angehörigen führt und sie ihre Kartons durch die Gegen schieben muss."

Ich musste lächeln und nickte zustimmend. Frau Wuchert versprach, dass sie zukünftig die Pakete nicht mehr zu uns schickt. Doch daran hielt sie sich nicht und ließ sie weiterhin zu uns kommen. Ich besprach allerdings mit Kordula, dass diese Kartons im Heizungskeller deponiert werden würden. Dort könnte sie sich ihre Sachen zukünftig holen. Ich war es auch leid, den Postboten für die Einrichtungsleitung zu spielen. Das stand auch nicht in meiner Stellenbeschreibung. Mittlerweile hatte ich den Eindruck, dass meine Vorgesetzte sich mehr mit privaten Dingen beschäftigte als mit ihrer Arbeit. Falsche Verträge wurden von ihr ausgestellt, die ich und Manuela wieder neu ausstellen mussten. Dann machte Frau Wuchert öfter Homeoffice, was für uns eigentlich die bessere Variante war, damit wir unsere Arbeit machen konnten und nicht immer wieder von ihren Kurzbesuchen gestört wurden. Diese Frau war eine Großkatastrophe als Vorgesetzte und auch in ihrem Erscheinungsbild. Leider hatte sie nicht das Know-how einer Einrichtungsleitung und auch nicht die Stärke für eine Führungskraft. Das hieß letztendlich für Manuela und für mich, dass wir wieder alleine mit der Arbeit dastanden. Frau Brocken wurde mehrmals von mir angeschrieben und auf die Situation hingewiesen. Die Antwort von ihr kam postwendend: „Klären Sie das mit ihrer Einrichtungsleitung.“

Manuelas Weggang

Wir, Manuela und ich, waren als Pflegedienstleitungen nur damit beschäftigt, nicht erledigte Arbeit von Frau Wuchert aufzuarbeiten und weiter zu leiten. Diese Arbeitssituation hatten wir über ein halbes Jahr, bis Frau Wuchert mit einer Nachricht an uns herantrat, die wir als sehr merkwürdig empfanden. Die Einrichtungsleitung hatte mit Frau Brocken vereinbart, dass sie und Manuela Unterstützung für die Aufnahmen der Bewohner und das Sichten der Pflegeplanungen bekommen. Als Manuela und ich alleine waren, grübelten wir, wie das finanziert wird und warum. Sie hatte doch das Problem, ihrer Arbeit nicht nachzukommen, warum sollte jetzt Manuela jemanden zur Seite gestellt bekommen? Manuela hatte doch noch anderthalb Jahre bis zur Rente. Uns war schon klar, dass Frau Wuchert etwas damit bezwecken wollte, und Manuela sagte sofort: „Die will mich loswerden."

Ich warf ein, dass doch kein Grund vorliegt, den sie ihr vorwerfen könnte und dass ich noch davon überzeugt war, dass Manuela sich täuschte.

Frau Wuchert kam öfter in meine Einrichtung und versuchte mit mir ein freundschaftliches Verhältnis aufzubauen. Ich hatte daran kein Interesse und verhielt mich neutral freundlich. Immer wieder ließ sie negative Äußerungen über Manuela los und wartete auf meine Reaktion. Keine Bemerkung kam von mir und ich ging darüber hinweg, als wenn ich sie nicht gehört hätte. Doch irgendwann, als Frau Wuchert über Manuela ablästerte, gab ich ihr unmissverständlich zu verstehen, dass Manuela ihre Arbeit machte und sie oft alleine, ohne Unterstützung, dastand. Es wäre ja unfair und hinterlistig, hinter ihrem Rücken so über sie herzuziehen. Das hatte gesessen, die Einrichtungsleitung tat beleidigt und das Gespräch war beendet. Mir war richtig schlecht und ich war entsetzt, wie man mit Mitarbeitern umging.

Auf dem Nachhauseweg bekam ich einen Migräneanfall und musst am Straßenrand anhalten. Als ich wieder einigermaßen sehen konnte, fuhr ich weiter. Zu Hause angekommen wollte ich Nic erzählen. was vorgefallen war, doch ich hatte Wortfindungsstörungen, da ich mich erst einmal beruhigen musste. Was sind das für Menschen, die selber nichts geregelt bekommen und dann noch Kollegen, die sich krumm geschuftet hatten, so behandelten?

Diese neue Mitarbeiterin, die als Unterstützung eingestellt wurde, war eine gute Bekannte von Frau Wuchert. Wen wundert es und mir tat Manuela leid, die sich kämpferisch zeigte und sich nicht kleinkriegen ließ. Meine Werte, mit denen ich groß geworden war, entsprachen nicht den Gemeinheiten, die sich zurzeit in dem Schwesternhaus abspielten. Mir ging es gesundheitlich nicht gut und das schlimmste war, dass man als Kollege nichts anderes machen konnte, als Manuela zu warnen. Am liebsten wäre ich zum Geschäftsführer gegangen, doch ich hatte nichts in der Hand und konnte nichts beweisen.

Frau Wuchert und diese neue Kollegin Frau Trimm kamen zu mir, damit sie mich kennenlernte. Ich war kurz angebunden und hieß sie nicht willkommen, sondern bemerkte ironisch: „Guten Tag, Frau Trimm, dann ran an die Arbeit, auf dass Sie eine gute Unterstützung sind." Ich lächelte gestellt und entschuldigte mich, dass ich keine Zeit hätte wegen eines Mitarbeitergesprächs.

Frau Wuchert zeigte sich interessiert und wollte von mir wissen, ob sie mich da unterstützen könne. Verächtlich schaute ich sie an und verneinte ihre Frage. Dann ließ ich die beiden in meinem Büro stehen und ging in den Wohnbereich. In mir kochte es und ich nahm mir vor, Herrn Heller anzurufen, um mir Rat zu holen.

Nach dem Mitarbeitergespräch ging ich in mein Büro zurück und war froh, dass die beiden wieder gegangen waren. Sofort setze ich mich ans Telefon und rief Herrn Heller an. Er war schon von Manuela informiert worden und empfand diese Vorgehensweise, jemanden von seiner Position zu verdrängen, unmöglich. Er wollte mit Frau Brocken darüber sprechen, auch über die momentanen Statistiken beider Häuser, die nicht gut dastanden. Das beruhigte mich und hoffte, dass er als Einrichtungsleitung etwas bewirkte.

Doch es tat sich nichts. Als wenn Frau Wuchert einen Freibrief hätte, konnte sie machen, was sie wollte. Es kamen keine Konsequenzen von ihrer Vorgesetzten. Es wurde immer schlimmer.

Manuela erzählte mir, wie sie von dieser Person behandelt wurde, und ich fand das so demütigend für sie. Ja, ich litt unter dieser Arbeitssituation und bekam oft Migräne.

Als bei mir Haus Teamsitzung der Pflegedienstleitungen war, wurde das Thema vertraut unter uns besprochen. Die Kollegen der anderen Häuser waren entsetzt und konnte genauso wenig verstehen wie wir, warum da nicht reagiert wird. Mittlerweile ging es Manuela unter diesen Arbeitsbedingungen nicht gut und sie war gesundheitlich angeschlagen. Sie musste zum Gespräch mit der Einrichtungsleitung und Bereichsleitung, da sie angeblich ihre Arbeit nicht richtig machte. Patrizia, Michaela und ich warteten nach dem Gespräch auf sie. Manuela sah gestresst aus, doch sie lächelte und hatte sich wohl in diesem Gespräch gut geschlagen. Viele Vorwürfe konnte sie widerlegen. Man riet ihr, doch in Rente zu gehen da sie kurz vor ihrem Rentenbeginn stand. Doch das schlug Manuela aus, jetzt erst recht. Sie ging zum Arzt und wurde krankgeschrieben.

Wenn ich Frau Wuchert sah, kribbelte mein ganzer Körper vor Wut und ich lehnte sie ab als Vorgesetzte und als Mensch. Als sie mal wieder zu mir kam, um mir zu sagen, dass Manuela krank sei und sie sich wünschte, dass, wenn Frau Trimm Hilfe benötige, sie sich doch an mir wenden könne. Da platzte mir der Kragen und ich donnerte los: „Ach, Frau Wuchert, jetzt, wo Sie Manuela in die Wüste geschickt haben, soll ich die Ersatzkollegin unterstützen. Es wäre besser, wenn Sie sich an Herrn Heller wenden. Konnte man Manuela nicht in Würde in den Ruhestand schicken? Das ist das allerletzte, was mit ihr gemacht wurde.“

Dann lief ich aus dem Büro in den Garten. Barbara, eine Kollegin, sah mich und kam zu mir: „Alice, du bist ganz weiß im Gesicht. Geht es dir nicht gut? Ich wollte antworten, doch ich hatte wieder eine Sprachblockade. Und schon liefen meine Tränen und

Barbara nahm mich in den Arm. Dann flüsterte sie mir ins Ohr: „Pass bloß auf dich auf. Das ist es nicht wert, dafür deine Gesundheit zu opfern.“ Ich beruhigte mich wieder und wischte die Tränen weg. Dann ging ich ins Büro zurück und Frau Wuchert saß wie angewurzelt auf ihrem Stuhl. Sie forderte mich auf, mich zu setzen. Dann schilderte sie, was Manuela alles in ihrem Haus falsch gemacht hatte und dass dadurch hohe Kosten entstanden seien. Ihre Erklärung war nur ein Selbstschutz, um nicht als Verursacherin für das Schassen von Manuela verantwortlich zu sein. Ich antwortete darum: „Wenn sie so unwirtschaftlich gearbeitet hat, warum war sie schon so lange als Pflegedienstleitung in diesem Unternehmen?“

Zwei Monate später erkrankte Frau Trimm und kündigte ihre Stelle als Pflegedienstleitung. Drei Monate später kündigte Frau Wuchert. Es stellte sich später heraus, dass Frau Wuchert durch falsche Statistiken, die sie selber erstellt hatte, beide Einrichtungen finanziell fast ruiniert hatte.

Doch Frau Brocken, die mitverantwortlich war, ist immer noch Bereichsleitung. Das ist für viele Mitarbeiter des Unternehmens nicht zu verstehen.

Der Wandel

Meine Einstellung zu Vorgesetzten hatte sich nach dem Weggang von Manuela verändert. Man konnte sich auf keinen verlassen und keinem vertrauen. Jeder war sich selbst der nächste. Wir arbeiteten in einem sozialen Beruf und waren intrigant und verschlagen, um selbst gut dazustehen. Das passt doch nicht zu diesem Beruf und das ist auch nicht meine Einstellung zu diesem Beruf.

Mir ist es egal, in welcher Stellung ich bin. Es geht doch darum, dass man im Team aufeinander achtet und als Führungskraft darauf einen Fokus hat, dass es allen gut geht.

Mich holten nachts wieder Albträume ein: Ich war auf der Flucht und versuchte mich zu verstecken. Dann kamen Menschen auf mich zu, die Hilfe brauchten, und zerrten an meinen Armen. Ich versuchte, allen gerecht zu werden, meine Arme wurden länger und meine Beine kürzer. Und irgendwann lag ich erschöpft auf einem Feld und war nicht mehr in der Lage aufzustehen. Ich blieb einfach liegen und es war mir egal, was mit mir passierte. Dann wurde ich wach und konnte schlecht wieder einschlafen. Wenn ich dann zur Arbeit ging, war es ein Gefühl, als hätte ich Gewichte an den Beinen.

Den Mitarbeitern gegenüber ließ ich mir nichts anmerken. Ich motivierte sie, wo ich nur konnte. Da ich ja mal wieder beide Positionen übernehmen musste durch die Kündigung von Frau Wuchert, was mich erfreute, übernahm ich kommissarisch die Aufgabenbereiche. Herr Heller übernahm bis zu seinem Renteneintritt in einem halben Jahr, die Stelle als Einrichtungsleitung. Patrizia übernahm als Einrichtungsleitung Herrn Hellers Häuser und die Stelle für eine neue Einrichtungsleitung wurde ausgeschrieben. In dieser Zeit lernte ich Herrn Heller näher kennen. Er war sympathisch und ein geduldiger Mensch. Womit er sich bestens auskannte, war das Computerprogramm von unserem Unternehmen. Darin gab er mich noch Nachhilfeunterricht, wofür ich dankbar war. Auch was die Statistiken der einzelnen Häuser betraf, war er ein professioneller Ansprechpartner. Das brachte etwas mehr Ruhe und Entspannung in den Arbeitstag. Trotzdem fühlte ich mich nicht gut aufgehoben und ich merkte in mir eine Resignation und auch die Erschöpfung. Die Migräneanfälle häuften sich. Der Neurologe schrieb mich krank und schickte mich zum Orthopäden. Nach der Röntgenaufnahme stellte der Arzt fest, dass der letzte Nackenwirbel ausgerenkt war und sich dadurch entzündet hatte. Vier Wochen dauerte die Behandlung des Nackenwirbels, bis die Entzündung abgeheilt war.

In meiner Abwesenheit hatte eine neue Einrichtungsleitung bei uns ihre Arbeit angetreten. Sie war eine gute Bekannte von Patrizia und hieß Birgit Schrimm. An meinem ersten Arbeitstag meldete ich mich bei ihr, dass ich meine Arbeit wieder aufgenommen habe. Sie begrüßte mich freundlich und machte mit mir eine Zeit aus, um mich kennenzulernen.

Frau Schrimm kam gegen Mittag in die Einrichtung zu mir ins Büro. Sie begrüßte mich und stellte sich vor. Wir kamen schnell ins Gespräch und sie wollte einiges von dem Haus wissen. Als ich dann punktuell über die Einrichtung und den Schwerpunkt der Krankheitsbilder der Bewohner sprach, machte sie sich Notizen. Am nächsten Tag verabredeten wir uns wieder zur Mittagszeit, damit sie die Pflegeteams auf den Wohnbereichen kennenlernt und sie sich dort offiziell vorstellt. In der folgenden Woche wurden die Termine für Meetings und deren Inhalte und Themen festgelegt. Frau Schrimm war darauf bedacht, uns als Mitarbeiter zu unterstützen und zu leiten. Ich war vorsichtig mit dem, was ich sagte und dachte. Zu viel war in der Vergangenheit geschehen, was Spuren in mir hinterlassen hatte, und Vertrauen zu Fremden hatte ich nicht. Also hielt ich mich zurück und wenn meine Kolleginnen neugierig fragten, „na, wie ist die neue Einrichtungsleitung?“, sagte ich: „nett und interessiert.“. So war es ja auch und ich wünschte ihr einen guten Start.

Nach drei Monaten Zusammenarbeit lernte ich meine Vorgesetzte mit ihren Prinzipien und Wünschen, auf die sie Wert legte, besser kennen. Bei einem Meeting mit der Wohnbereichsleitung, der Leitung der Hauswirtschaft, dem Sprecher des sozialen Dienstes, einem Mitarbeiter des Empfangs, der Einrichtungsleitung und meiner Wenigkeit eröffnete Frau Schrimm uns, wie sie zukünftig die Zuständigkeiten der Aufgaben und Eigenständigkeit des sozialen Dienstes ändern wollte. Ihr Hintergedanke war, mehr einzusparen und die Einrichtung aus den roten Zahlen zu holen. Das war ja ein guter Ansatz, doch die Bereiche, in denen sie einsparen wollte, waren nicht in meinem Sinn. Weiter wollte die Einrichtungsleitung, dass die Dienstpläne so gestaltet werden, dass keine Zeitarbeitsfirma eingesetzt werden musste. Es wurden von ihr Vorschläge gemacht, wie es zukünftig verändert werden könnte. Ich hörte zu und etwas in mir zerbrach. Es fühlte sich so an, als ein wenn Glas auf den Boden aufschlug und in Scherben zersprang. Dann fühlte ich gar nichts mehr und ich saß dort, als wenn ich nicht dazugehörte.

Nach dem Meeting sprach Frau Schrimm mit mir den Plan ab, ab wann die einzelnen Veränderungen in Kraft treten sollten. Mein Kommentar dazu kam postwendend: „Meinen Sie, dass es mir nicht bewusst war, wie wir hier finanziell aufgestellt sind und dass wir auch darauf geachtet hatten, so wenig wie möglich auszugeben? Es gibt hier Mitarbeiter, die ihre privaten Sachen mitgebracht hatten, um vernünftig zu arbeiten. Natürlich machen wir das so, wie sie sich das vorstellen, aber ich bin aus dieser Nummer raus."

Frau Schrimm versuchte mir begreiflich zu machen, dass es doch nicht an mir gelegen hatte und ich eine gute Arbeit mache. Doch das war für mich nicht mehr wichtig. Ich resignierte und verlor meine Motivation. Traurig fuhr ich nach Hause, setzte mich aufs Sofa, schaute aus dem Fenster und ließ den Tag Revue passieren. Hatte ich zu empfindlich reagiert oder hatte ich alles auf mich bezogen und mir den Schuh wegen der hohen Kosten selber angezogen? Ich weiß es nicht mehr, warum ich so reagiert hatte, und wollte nur diese Traurigkeit in mir loswerden.

Komm, Alice jetzt ist es gut mit betrübt sein und nicht aufgeben, sagte ich mir. Jeden Tag musste ich mich aufraffen und mir gut zureden. Doch es fiel mir immer schwerer und die Melancholie war stärker. Magenschmerzen und Migräne waren meine stetigen Begleiter. Ich machte meine Arbeit nicht mehr mit Freude und Motivation, alles war weg. Ich saß am Schreibtisch und sah ein Männchen mit überlangen Armen und viel zu kurzen Beinen. Jeden verdammten Tag machten mir meine unschönen Gedanken das Leben nicht lebenswert. Ein Besuch beim Neurologen war auch nicht besonders erfreulich. Er machte sich ernsthafte Gedanken und fragte mich: „Frau Spangenberg, Sie machen mir Sorgen. Haben Sie suizidale Gedanken?"

„Nein", entgegnete ich. „Ich bin wohl momentan psychisch schlecht drauf, aber schon alleine wegen meiner Kinder würde ich mich nicht umbringen."

Ich musste dem Neurologen zusichern, dass ich mit meinem Psychiater Kontakt aufnehme und zu ihm gehe. Ich schrieb meinen Psychiater an, bat um einen Besprechungstermin und ging dorthin. Auf dem Weg dorthin fuhr ich mit meinem Wagen die Straße entlang und dachte für einen kurzen Moment, wenn ich vor diese Mauer fahren würde, hätte keiner Probleme. Ich tat es nicht und erzählte niemandem von diesem Gedanken.

Als Herr Denize mich sah, wusste er sofort, wie es mir ging. Er sprach klare Worte: „Frau Spangenberg, Ihnen geht es nicht gut und Sie werden erst einmal die nächsten Wochen zu Hause bleiben."

Komisch, ich wehrte mich nicht dagegen wie sonst und ich hatte keine Meinung, weder dazu noch zu anderen Dingen. Ich war leer in mir drin und es kam mir vor, als wenn ich nur noch aus einer Hülle bestand.

Das war es

Dieser Zustand hielt Wochen an und ich kam nicht dagegen an. Körperlich hatte ich den Drang zu laufen und mich zu bewegen, aber kognitiv fühlte ich mich ganz entgegengesetzt. Wenn ich mich mit Situationen befasste oder Entscheidungen treffen musste, war mir das zu viel und wollte nur in Ruhe gelassen werden. Nach einem Monat ging es mir besser und meine Stimmung stabilisierte sich. Ich hielt daran fest und bildete mir ein, dass ich kurz über lang meine Arbeit wieder aufnehmen konnte, und wollte Herrn Denize meinen Entschluss beim nächsten Termin in zwei Wochen mitteilen. Doch schon nach einer Woche veränderte sich mein Stimmungsbild in Hoffnungslosigkeit und Wut gegen mich selber, dass ich wieder am Boden war. Auf und ab ging meine Befindlichkeit. Ich stand morgens auf mit dem Gefühl, als wenn ich Bäume ausreißen könnte. Und kam dann im Laufe des Tages irgendetwas, was mich überforderte, war es um mich geschehen und ich trudelte in der Stimmungsspiral schnell nach unten. Nic musste einiges aushalten und so realistisch war ich schon, ihm offen zu sagen: „Nic, wenn du das mit mir nicht aushalten kannst, dann müssen wir uns trennen."

Doch Nic blieb und versuchte mich aus dieser negativen Stimmung herauszuholen, was ihm nicht immer glückte. Ich war in einer schlechten Verfassung, wollte keine Besuche und Menschenmengen stressten mich. Durch meine Schwerhörigkeit seit meinem Schlaganfall war es mit dem Hörgerät bei Gruppenansammlungen, wo viel geredet wurde, ein Geräuschpegel, der kaum auszuhalten war.

Meine Familie waren die einzigen Menschen, die ich in meiner Nähe ertragen konnte. Sie kannten diese Einbrüche nur zu gut und wussten, wie sie sich darauf einzustellen hatten. Es wurden Gespräche geführt und auch Grenzen gesetzt. Das war gerade in dieser Phase für mich wichtig, dass man mit mir auch Klartext sprach und nicht drumherum geredete. Man muss wirklich sagen, dass dieser Umgang das beste war, um mich wieder seelisch stabil zu bekommen. Der Psychiater stellte einen Antrag für eine Reha, da ich professionelle Hilfe über eine gewisse Zeit benötigte, um aus diesem Zustand wieder herauszukommen. Ein Antrag für die Rente wurde auch gestellt, da Herr Denize mich nicht mehr als arbeitsfähig einschätzte. Die seelischen Einbrüche kamen immer in kürzeren Abständen und es dauerte länger, bis ich wieder einigermaßen auf die Beine kam. Das war für mich sehr schwer anzunehmen und ich war noch immer auf dem Trip, es wird schon wieder, und ich hoffte, dass ich nach der Kur wieder besser drauf sein würde und meine Arbeit wieder aufnehmen konnte. Ein Burnout kann sich doch wieder regenerieren und daran hielt ich fest.

Engmaschig begleiteten mich Herr Denize und der Neurologe, bis ich zur Reha ging. Ich war an manchen Tagen so unruhig und ging Nic an, wenn er mich beruhigen wollte. Wenn ich mit unserem Hund Dali spazieren ging, beruhigte ich mich, da ich meine Unruhe ablaufen konnte.

Je mehr ich meinen Körper beanspruchte und auspowerte desto ruhiger wurde ich. Was ich dann auch nicht wollte, war Nähe und Zuwendung. Das wurde mir zu eng und schon wurde ich wieder unruhig. Es war ein Teufelskreis und man ist als Betroffene nicht in der Lage, das zu steuern. Man ist der Situation ausgesetzt. Mein Psychiater spielte mit dem Gedanken, mich stationär einweisen zu lassen, aber da war ich strikt gegen.

Zu Glück kam ein paar Tage später die Zusage, dass ich die Reha antreten konnte. Es war eine ambulante Reha und ich konnte nachmittags nach Hause. Das war für mich sehr wichtig und relevant gewesen, damit ich überhaupt der Reha zugestimmt hatte. Wir waren sechzehn Patienten und wurden in zwei Gruppen eingeteilt. Die eine Gruppe wurde von einer Psychologin begleitet und die andere Gruppe hatte die Neurologin, die auch Psychologin und Leitung der ambulanten Reha war. Frau Dr. Rolph, die Neurologin, war meine Ansprechpartnerin und die Moderatorin in der Gruppentherapie. Das Programm, was ich am Tag hatte, war für mich leistbar. Was mir seelisch zusetzte und mich stresste, waren Konzentrationsaufgaben und die Gruppentherapie. Die erste Einzeltherapiestunde war ein Kennenlernen von Arzt und Patient. Frau Dr. Rolph wollte von mir eine Biografie haben und die Diagnosen. Ich war nach dieser Stunde Unterhaltung mit der Neurologin erschöpft. Es wurde viele Ereignisse besprochen wie die Schläge, die ich als Kind bekommen hatte oder der Übergriff von meinem Cousin und der Tod meiner Mutter und Schwester, das brachte mich nervlich an meine Grenzen. Den anderen Patienten ging es auch nicht besser. Es wurde sich in den Pausen, die wir hatten, kaum ausgetauscht. Jeder wollte alleine sein und mir war es mehr als recht. Auch meinen Sport, den ich im Tagesprogramm hatte, machte ich alleine. Ich holte mir zwischendurch einen Kaffee setzte mich an einen Tisch im Bistro und beobachtete andere Mitpatienten oder las in einem Buch.

Fünfzig Prozent der Patienten aus dem psychosomatischen Bereich kamen aus dem Pflegeberuf. Jeden Tag hatte ich eine Stunde, die mit Konzentrationsaufgaben in einer gewissen Zeit zu bearbeiten war. Dabei kam ich an meine Grenzen und konnte nicht immer alle Aufgaben beantworten. In der Einzeltherapie wurden Themen besprochen wie das Verhältnis zwischen mir und meiner Mutter. Meine Antwort war, dass wir ein gestörtes Verhältnis hatten, für mich war kein Platz bei meiner Mutter.

Sie fokussierte sich mehr auf die ältere und die jüngere Schwester. Ich hatte darunter gelitten und suchte dadurch die Nähe vom Vater. Dadurch hatte ich schon als kleines Kind das Gefühl, nicht zu dieser Familie zu gehören. Alte Wunden wurden durch dieses Thema wieder aufgerissen und ich konnte meine Tränen nicht zurückhalten. Ich stellte der Ärztin die Frage: „Können Sie mir sagen, warum das so war?“

Sie antwortete: „Das kann ich nicht. Vielleicht war Ihre Mutter mit drei Kindern überfordert und Sie als temperamentvolles Kind waren einfach zu viel“, bemerkte die Neurologin.

Das verstand ich zwar, aber trotzdem hatte ich das Gefühl, dass ich von meiner Mutter für vieles verantwortlich gemacht wurde.

Eine Antwort darauf werde ich nie bekommen und Dr. Rolph wollte mit mir eine Möglichkeit finden, diese Störung zwischen meiner Mutter und mir so zu bearbeiten, dass es für mich akzeptabel war und ich damit leben konnte. So arbeiteten wir uns Stück für Stück an die schwierigen Punkte heran, die mich immer wieder aus der Bahn warfen. Es war wieder harte seelische Arbeit mit einigen Bergen, die bestiegen werden mussten. Immer dieser Kampf, sich alles zu erarbeiten, das kostete so viel Kraft und ich war oft so hoffnungslos. Ich machte diese Berg- und Talfahrten schon so viele Jahre, dass ich manchmal keine Lust mehr hatte.

So lief es die ganze Rehazeit und einer Mitpatientin ging es ähnlich wie mir. Wir tauschen zwischendurch ein paar Worte miteinander aus und tranken auch mal einen Kaffee zusammen. Sie hatte ihren Rehaaufenthalt früher beendet und bat um meine Telefonnummer. Das wollte ich aber nicht und erklärte es ihr. Dann wünschte ich ihr alles Gute und eine bessere Zeit für die Zukunft.

Bei einer der letzten Einzeltherapiestunden besprachen wir den Übergriff meines Cousins. Dr. Rolph wollte von mir wissen, ob ich mich an andere Vorfälle erinnern konnte. Sie war jetzt der dritte Arzt, der das hinterfragte, aber ich hatte keine Erinnerung an andere Übergriffe. Ich erzählte den Vorfall und beschrieb meinen Ekel und meine Gefühle dabei. Das war so schlimm, dass ich irgendwann entnervt schrie: „Ich kann nicht mehr und ich will auch nicht mehr.“ Ich sackte auf den Stuhl zusammen und gab der Ärztin zu verstehen das ich total ausgebrannt und müde war. Keinen Ton gab ich mehr von mir.

Frau Rolph schickte mich nach Hause. Beim Abschlussgespräch meines Rehaaufenthaltes eröffnete mir Frau Dr. Rolph, dass ich nicht arbeitsfähig wäre und sie das auch so im Abschlussbericht verschriftlicht habe. Meine Erkrankung würde mich eine sehr lange Zeit begleiten und aus diesem Grund empfahl sie die weitere Arbeitsunfähigkeit. Mit gemischten Gefühlen fuhr ich nach Hause und gab Nic den Entlassungsbericht in die Hand. Er las sich das aufmerksam durch und bemerkte zum Schluss: „Alice, du kannst wirklich noch nicht arbeiten, dafür bist du noch nicht stabil genug."

Mir war es tief in mir klar, dass ich nicht in der Lage war zu arbeiten. Doch wie sollte das alles weiter gehen? Woher sollte das Geld kommen? Mein Vater, der Fels in der Brandung, war nicht mehr da. Nic war mir zu gelassen, was unsere Existenz betraf. Ich war bei uns der Hauptverdiener und fühlte mich auch dadurch verantwortlich. Jetzt zurzeit kam das Krankengeld, aber was würde sein, wenn ich nicht mehr arbeiten gehen konnte? Alles schwirrte in meinem Kopf umher und Sorgen machten sich breit. Nachts schlief ich schlecht und kam nicht zur Ruhe. Nic war auch langzeitkrank durch eine Operation. Anna versuchte mich zu beruhigen und meinte, dass sie auch noch da wäre. Das war ja lieb gemeint, aber es beruhigte mich nicht.

Nach zwölf Wochen kam an einem Samstag ein großer Brief von der Rentenversicherung. Ich war alleine zu Hause und nahm den Brief und legte ihn auf den Tisch. Erst nach einer gewissen Zeit öffnete ich den Umschlag und holte den Brief heraus. Darin stand, dass ich rückwirkend berentet sei. Ich war wie vor den Kopf gestoßen und saß stumm auf dem Sofa. Mein Magen drückte und der Hals schnürte sich zu. Diese Nachricht machte mich nicht glücklich, sondern vermittelte mir das Gefühl, nicht mehr gebraucht zu werden. Meine Arbeit war doch alles, was ich hatte und wo ich das Gefühl hatte, etwas gut zu machen. Was war das? Ich war verzweifelt und rief meine Schwester Anna an. Ich heulte am Telefon als ich ihr die Nachricht verkündete, dass ich in Rente bin. Sie rief: „Alice, das ist das Beste was dir passieren konnte. Denk an der Gesundheit und dass du Zeit für dich brauchst. Ich freue mich und trinke einen Sekt auf dich, Schwesterchen. Und das solltest du auch tun."

Nic war ihrer Meinung und war sichtlich erleichtert, dass ich nicht mehr als Pflegedienstleitung arbeiten musste. Die Rente betrug tausend Euro weniger als mein Gehalt. Ich bekam noch eine Zusatzrente und konnte geringfügig arbeiten. Das war letztes Jahr und ich bekam sofort einen Job als Pflegefachkraft. Schon nach zwei Arbeitstagen merke ich, dass ich an meine Grenze komme.

Drei Tage im Monat arbeite ich und mehr könnte ich auch nicht leisten. Gesundheitlich bin ich dann an meiner Grenze. Natürlich habe ich nicht so viel Geld zur Verfügung, als wenn ich wieder arbeiten würde. Am Anfang war es sehr schwer für mich zu akzeptieren, dass ich aufgrund meiner Erkrankung nicht mehr arbeiten konnte. Aber mittlerweile geht es und ich merke, dass ich auch nicht mehr belastbar bin. Ich hätte niemals gedacht, dass mich so eine Erkrankung so beeinflusst.

Und es ist immer wieder so, dass es schleichend kommt und plötzlich so stark wird, dass man gegen diese Krankheit machtlos ist und es nicht steuern kann.

Fazit

Ich musste durch viele Täler und auch zwischendurch auch Berge erklimmen. Doch es war nicht alles schlecht und ich habe durch diese Erfahrungen gelernt und mich auch weiterentwickelt. Manchmal hat man auf der Stelle gestanden und in machen Phasen ist es leichter gegangen. Jede Krankheit stellt ein Problem dar und man muss für sich einen Weg finden, damit zurechtzukommen. Das wichtigste daran ist, bereit zu sein, sich und die Situation, in der man sich befindet, zu verändern. Es liegt in einem und an einem, sich selbst zu verändern.

Keine anderer kann das für jemanden übernehmen.

Und wenn jeder sich auch die schönen Erinnerungen zurückholt, die jeder von uns hat, sollte man an diesen Erinnerungen festhalten, denn dann wird manches erträglicher

Ich möchte mit meiner Geschichte Menschen Mut machen, denen es ähnlich geht, darüber zu sprechen und sich Hilfe holen. Nicht zu lange zu warten und zu versuchen, es irgendwie selber hinzubekommen. Man verliert die Übersicht und merkt nicht, wie sich die Spirale nach unten dreht. Die Menschen, die lapidar mal eben äußern, das bisschen Psyche wird schon nicht so schlimm sein, haben Unrecht. Diese Erkrankungen sind schlimm und nicht greifbar, das macht das Ganze so kompliziert. Und was mir ein Dorn im Auge ist, sind Menschen, die diese Erkrankungen nutzen, weil sie es irgendwo gegoogelt haben, und ihrem Hausarzt erzählen damit sie krankgeschrieben werden. Es gibt so viele, die wirklich darunter leiden und nicht mehr ernst genommen werden. Hinzu kommt, dass wir in unserer Gesellschaft zu wenig Fachleute haben, die diese Erkrankungen kompetent behandeln und begleiten. Depressive Menschen ziehen sich gerne zurück und meiden viele Menschen, wenn sie nicht gut zurecht kommen. Sie erzählen dem Arzt nicht, was ihnen wirklich fehlt oder wie es ihnen geht. Sie kommen mit anderen Gründen zum

Arzt, z.B. Magenschmerzen, Kopfschmerzen, Schlaflosigkeit etc. Ich habe meine Erkrankung auch nicht öffentlich gemacht und wie es mir wirklich ging, wusste nur meine Familie. Viel später, als ich immer mehr schlechte Phasen hatte, sind die Ärzte aufmerksam geworden. Sieben Therapeuten, zwei Psychiater und Rehaaufenthalte haben mich bis jetzt begleitet und mir ist klar geworden, dass diese Krankheit mich eventuell das ganze Leben lang begleiten wird.

Und es wird immer mal hoch und mal runter gehen.

Wichtig ist, dass man es im Blick hat, dass es noch schöne Dinge im Leben gibt, an denen man sich erfreuen kann.

Für mich ist es wichtig, dass es unseren Kindern gut geht. Dass meine Schwester mir noch lange erhalten bleibt. Dass Marc seinen Weg gemacht hat und ich immer an ihn geglaubt habe. Dass ich die Störung zwischen meiner Mutter und mir auch mal anders betrachten kann, indem ich ihr einräume, dass sie vielleicht wirklich mit drei Kindern überfordert war und sie mich dadurch aus dem Blick verloren hat. Dass meine jüngere Schwester eine tolle Kindheit hatte und es mich freut für sie und ich es ihr gönne. Das sind die Punkte, an denen ich festhalte, wenn es mir schlecht geht.

Alice Spangenberg